[3 BOOKS IN 1]

300 CONSIGLI UTILI SU
TRE AMBITI DIVERSI :

<u>GOLF</u> - <u>FOTO</u> – <u>SALUTE</u>

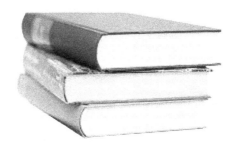

Questo Libro Comprende

Suggerimenti Su Come

Giocare a Golf,

Scattare Fotografie

e Raggiungere Il Benessere Fisico

1° LIBRO

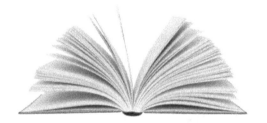

Tutti i Diritti Sono Riservati

100 Consigli Pratici

Per Chi Vuole Giocare a Golf

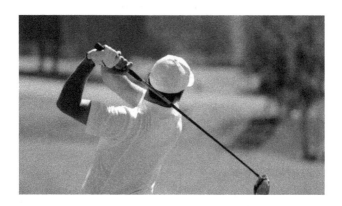

Hai L' Hobby Sportivo e Vuoi Diventare Un Golfista ? Questi Consigli Ti Risulteranno Utili !

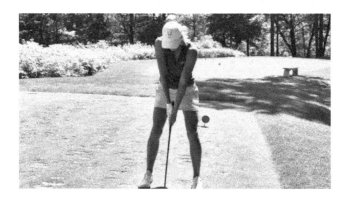

1. Guarda i giocatori di golf professionisti giocare.

Se vuoi diventare un giocatore di golf, è una buona idea guardare i giocatori di golf professionisti. Quando li guardi, sei più ispirato a fare meglio. A parte questo, si potrebbe anche prendere nota come essi si comportano sul campo.

2. Trova un partner di gioco.

Giocare a golf è interessante, soprattutto se lo si fa insieme ad un amico. Trova un amico che vuole anche imparare a giocare a golf, in modo da poter condividere con lui. A parte questo, è possibile aumentare sia la tua motivazione di competere uno contro l'altro di volta in volta.

3. Assumere un trainer.

Per iniziare ad imparare questo sport, è meglio prendere lezioni da un allenatore. L'allenatore professionista è in grado di guidare su come eseguire lo swing giusto. A parte questo, egli può anche indirizzarti a giocare meglio, essere in grado di effettuare le regolazioni.. Inoltre, un allenatore in grado di fornire la guida è necessario in ogni aspetto del gioco.

4. Acquistare un buon paio di occhiali da sole.

L'acquisto di accessori per il tuo sport può essere divertente. Uno degli accessori più importanti anche sono un paio di occhiali da sole. Questo perché, durante il gioco, il sole splende luminoso. Un buon paio di occhiali da sole forniscono ai tuoi occhi la protezione di cui ha bisogno.

5. Trovare un buon paio di scarpe da golf.

Ci sono un sacco di scarpe da golf disponibili sul mercato oggi. Tuttavia, si dovrebbe sapere che non sono tutti uguali. Quindi, è meglio se fate la vostra ricerca sulle marche che sono maggiormente gradite dai giocatori di golf professionisti. In questo modo, è possibile scegliere un paio di scarpe da golf che possono davvero servire al suo scopo per un lungo periodo di tempo.

6. Acquista mazze da golf.

Avere le proprie mazze da golf è importante se siete seri nel gioco del golf. Basta tenere a mente però che le mazze da golf sono piuttosto costose. Pertanto, è necessario acquistare un set deii migliori materiali. A parte questo, si dovrebbe anche sapere come mettere a confronto le varie serie delle mazze, in modo da poter scegliere le migliori durante il gioco.

7. Trova un buon caddy(portamazze).

Quando si gioca in un campo da golf certo, è meglio se si trova un caddy su cui si può contare. Un buon caddy dovrebbe essere in grado di darvi le mazze che si desiderano in pochi secondi. A parte questo,dovrebbe anche essere qualcuno con cui è facile stare. Inoltre, una volta trovato un buon caddy, provare a vedere se si può fare di lui l' assistente regolare, in modo da non trovare qualcun altro ogni volta.

8. Andare per campi da golf più piccoli in un primo momento.

Ci sono campi da golf che hanno 18 buche, mentre altri hanno solo 9 buche. A parte questo, ciascuno dei turni di battuta di questi campi da golf può anche variare in termini di dimensioni, così come nei loro disegni. Dal momento che sono ancora agli inizi nel gioco del gioco, scegliere i corsi che sono relativamente più piccole prima. A parte questo, visitare coloro che offrono semplici ostacoli.

9. Prenotare hotel che sono in prossimità di un campo da golf.

Quando si va in vacanza con la famiglia, cercare di prenotare un albergo che dispone di un campo da golf, o almeno vicino a uno. È inoltre possibile fare anche viaggi di lavoro, fino a quando si dispone di tempo libero. In questo modo, si sarebbe in grado di provare altri campi da golf, che sono progettati in modo diverso da quelli a cui siete abituati.

10. Leggi le storie sui giocatori di golf di successo.

Lettura di storie sui giocatori di successo nel gioco del golf può essere fatto attraverso riviste, o anche attraverso internet. In questo modo si è ispirati di più nel gioco. A parte questo, è anche possibile raccogliere idee su come essi sono in grado di migliorare il loro gioco.

11. Prendete nota di come i professionisti fanno.

E 'una buona idea per visitare i campi da golf dove i professionisti ben noti giocano. Una volta fatto, si è in grado di vederli giocare a golf. Con questo, si è in grado di prendere nota su come avrebbero fatto la loro,o come si esegue uno swing potente, come decidere tra le diverse mazze, e così via.

12. Fare dieta sana.

Anche se giocare a golf non richiede correre, saltare, e altri tipi di attività, è ancora meglio se si sta attenti a ciò che si mangia. Questo perché giocare a golf potrebbe richiedere qualche sforzo fisico. Tenete a mente che i campi da golf grandi terreni. Così, si può spesso trovare a camminare in salita o in discesa. Con questo, è meglio se la vostra dieta sia in grado di fornire l'energia di cui avete bisogno.

13. Prova a perdere peso.

Se si è raggiunto un certo peso elevato, allora è meglio perdere qualche chilo. Questo perché per giocare a golf bisogna anche diventare flessibili. La flessibilità può aiutare ad eseguire lo swing in modo corretto. Quindi, mangiare correttamente e fare qualche esercizio.

14. Costruisci la tua resistenza.

Quando si guardano professionisti che giocano a golf, può essere facile per voi trarre la conclusione che il gioco non richiede avere una buona resistenza. Al contrario, è necessario costruire la vostra capacità di resistenza nel gioco del golf. Questo perché passando da una buca all'altra può diventare molto faticoso, a parte il fatto che si sta per fare un sacco di strada. La stanchezza potrebbe influenzare il vostro giudizio nella scelta delle mazze, come pure l'esecuzione del vostro swing. Quindi, è meglio se si dispone di una buona capacità di resistenza.

15. Sviluppare un modo per determinare la direzione del vento.

Ricordate sempre che la pallina da golf è leggera. Pertanto, quando è a mezz'aria, il vento può facilmente influenzare la direzione della pallina. Pertanto, è meglio se si può sviluppare un modo per determinare la direzione del vento. In tal modo, si sarebbe in grado di indirizzare correttamente la pallina verso la buca, considerando la direzione del vento e della velocità.

16. Sviluppare un modo per determinare la rugosità o levigatezza del verde.

Quando si colpisce la palla, si potrebbe ottenere la sorpresa quando va lentamente in una direzione diversa. In realtà è l'erba che modifica la traiettoria in qualche modo. Può anche influenzare la velocità della palla. Pertanto, è meglio se si controlla il manto erboso in modo corretto. Inoltre, non dimenticate che è anche possibile che l'erba non sia completamente uniforme.

17. Pensate a giocare a golf di notte.

Prima di andare a dormire, mentre si è sdraiati a letto, è meglio pensare a giocare a golf. In questo modo, si dovrebbe essere più motivati ??nel praticare il vostro swing. Inoltre, pensare lo sport di notte può anche dare l'opportunità di pianificare i vostri passi nella formazione per esso.

18. Vieni con un piano.

Quando si sta per imparare a giocare a golf, è una buona idea di elaborare un piano per esso. Il piano dovrebbe fornire con la guida sui passi che dovete fare per imparare a giocare a golf. Ciò comporterebbe l'assunzione di un allenatore, andare ad un campo a fare pratica, acquistare i vostri attrezzi e gli accessori, e molto altro.

19. Impostare gli obiettivi.

Quando si gioca a golf, è meglio se si impostano gli obiettivi. Ad esempio, il vostro obiettivo iniziale può essere quello di finire le buche in un campo da golf con un par e, una volta che sei in grado di farlo, è possibile aumentare la difficoltà degli obiettivi. L' impostazione degli obiettivi che vi fornirà la sfida di cui avete bisogno vi aiuta a monitorare i vostri progressi.

20. Elencare le cose che dovete portare.

Se siete sulla buona strada per un campo da golf per giocare, è meglio portare tutte le cose che servono. Pertanto, si dovrebbe trovare una lista di cose che si vogliono portare. L'elenco dovrebbe aiutare a controllare le cose di cui hai bisogno. Tuttavia, fare attenzione a non dimenticare il controllo della lista. Possibilmente appendere la lista da qualche dove si può facilmente vedere, come per esempio sul frigorifero.

21. Trova campi da golf sul tuo luogo.

Quando si è pronti per giocare in un campo da golf vero e proprio, è meglio se si trova un buon numero di campi nella città dove si vive, anche per essere in grado di sapere quali sono le diverse opzioni di campo da sciegliere per giocare. A parte questo, imparare il più possibile per quanto riguarda la difficoltà del campo, la dimensione, così come le distanze dalla propria casa in modo da scegliere in base alle esigenze.

22. Visita il driving range spesso.

Lo Swinging è una delle competenze che è necessario sviluppare nel gioco del golf. Questo perché vi aiuterà a mettere in buca più velocemente. Quindi, è meglio se praticate il vostro swing più spesso possibile

23. Pratica da mettere al vostro ufficio.

Mettere in ufficio qualcosa per praticare che è necessario a migliorare le vostre prestazioni. Tuttavia, è meglio se il vostro ufficio è in moquette. Praticare in ufficio può essere fatto durante le vostre pause. Basta fare in modo che il vostro ufficio si adatti anche minimamente alla pratica interessata, in modo però da non disturbare i vostri colleghi.

24. Gioca con i tuoi amici o business partner.

Giocare a golf può essere reso più interessante e divertente quando si gioca con i tuoi amici o colleghi di lavoro. È possibile mettersi d'accordo di fine settimana, nella quale incontrarsi in un tempo concordato al campo da golf che avete scelto. In tal modo, non sarà solo migliorare il vostro gioco, ma anche aiutare a costruire il vostro rapporto con i colleghi ecc...

25. Sfida te stesso.

E 'importante continuare sfidare voi stessi, in modo da apportare miglioramenti nel gioco del golf. Ad esempio, ogni volta che si visita il campo da pratica, cercare di colpire la palla più lontano di quanto l'avete fatto la volta precedente. Inoltre, si può anche provare a far buca in meno colpi possibili.

26. Insegnare alla tua famiglia a giocare a golf.

Insegnare alla vostra famiglia a giocare a golf può rendere la pratica più divertente. Quando si insegna loro a casa, farlo in cortile. Se vogliono imparare ulteriormente, potete anche portarli con voi quando andate al campo. Osservando il loro gioco si possono anche capire i propri errori.

27. Acquistare un buon berretto

Indossare un buon cappello è importante quando si gioca sotto il calore del sole. E 'meglio sceglierlo con cautela, però, in modo che possa servirvi meglio. Scegliere un cappello che è fatto di buon materiale, in modo che ti possa fornire l'ombra di cui hai bisogno. A parte questo, assicurarsi che sia la taglia giusta, in modo che ti si adatti perfettamente.

28. Sorridere sempre.

Sorridere può aiutarti a alleviare lo stress. Pertanto, anche se si sta eseguendo male l'esercizio, si dovrebbe continuare a sorridere. Quando l'hai fatto, non fai neanche notare di essere svantaggiato rispetto alla concorrenza. A parte questo, un sorriso può diventare contagioso, può favorire un clima più positivo tra voi ei vostri coetanei.

29. Fai amicizia con altri giocatori.

Se stai giocando in una competizione o in un driving range, è meglio approfittarne per fare nuove amicizie per rendere il golf più divertente ed emozionante;più amici, più persone sarebbero in grado di fornirvi consigli quando si tratta di migliorare il vostro swing, il modulo, e così via.

30. Portate una bottiglia d'acqua.

Non si dovrebbe mai dimenticare di portare una bottiglia d'acqua con voi quando giocate a golf. Questo per garantire di non rimanere disidratati. La lunga esposizione al sole vi rende disidratati se non bevete acqua di tanto in tanto. Inoltre, diventando troppo assetati vi autostacolerete a giocare.

31. Attenzione ai serpenti.

Tieni presente che alcuni campi da golf sono abbastanza grandi, in cui alcune parti di esso sono boschi. Ogni volta che ci sono un sacco di alberi ed erbe, c'è sempre la possibilità di trovare serpenti. Pertanto, ogni volta che si colpisce la palla fuori limite, si deve fare attenzione quando si tenta di recuperarla, dal momento che si potrebbe accidentalmente beccare un serpente magari essere morsi.

32. Obiettivo per un par, per un birdie o Eagle Eye.

Quando si impostano gli obiettivi nel gioco, si deve puntare a quelli più realistici prima. Ad esempio, prima di puntare ad un birdie, si dovrebbe ottenere prima un par. Par è in realtà il termine usato, che appartiene al numero di colpi necessari per uno di affondare la palla in buca. Coerentemente sarebbe il raggiungimento par ad attirare l'attenzione.

33. Per saperne di più sulle buche particolari.

Quando si visita un campo da golf, è meglio imparare di tutto e di più sul campo. Dovete sapere bene il suo design, cercando in mappe che di solito sono disponibili presso il campo da golf. Se siete in grado di farlo, allora potrete pianificare meglio le vostre giocate.

34. Per saperne di più sul gioco.

Per eccellere nel gioco, si dovrebbe saperne di più. Ci sono un sacco di cose che si possono fare al fine di raccogliere ulteriori informazioni su di esso. È possibile acquistare i libri su di esso, e si può anche fare la ricerca on-line. Inoltre, è anche possibile porre domande relative al golf al campo da golf professionale giocando con amici.

35. Diventa più familiare dei termini.

Quando si gioca a golf, si incontrano un sacco di termini che un giocatore nuovo non conosce. Quindi, è meglio che diventi più familiare con questi termini. Imparare di più sui termini di diversi campi da golf, può aiutare a comunicare con altri golfisti così come col vostro allenatore. Alcuni dei termini che potrebbero essere cercati quali: bogey, bunker, handicap, e altro ancora.

36. Inspirare l'aria fresca.

Quando si gioca a golf, usufruire di tutti i vantaggi che vi sono, come ad esempio l'aria fresca. Giocare a golf vi offre non solo la possibilità di respirare aria fresca. In altre parole, può anche promuovere una migliore salute. Godetevi il gioco in modo da migliorare anche le vostre prestazioni in pochissimo tempo.

37. Non ti scoraggiare quando la palla esce di rimbalzo.

Una delle cose che si commette a giocare a golf per un principiante è che colpendo la palla fuori di rimbalzo. Ciò di solito accade, quando l'ha mandata all'interno di un gruppo di alberi, cespugli, o mandata verso un laghetto. Tenete a mente che anche i professionisti del gioco possono commettere questo errore. In questo modo, non si dovrebbe ottenere scoraggiamento, dovete semplicemente migliorare le vostre prestazioni.

38. Diventa più familiare sui diversi set di mazze da golf.

Ricordate sempre che le mazze da golf sono creati in materiali e stili diversi, in quanto hanno scopi diversi. Alcune sono progettate per massimizzare la potenza e raggiungere grandi distanze, mentre altre sono progettate in modo da poter prendere la palla e mandarla più in alta ed evitare gli alberi. Ogni colpo richiederebbe una mazza diversa da golf, ed è per questo che si desidera conoscere al meglio le loro funzioni.

39. Tenere le mazze da golf in un luogo sicuro.
Tenete a mente che le mazze da golf sono molto costose in questi giorni. Pertanto, ogni volta che si portano fuori si dovrebbero mettere in un luogo sicuro, per tenerle lontano dai ladri. Anche all'interno della vostra casa però, si dovrebbero conservare correttamente, in modo che non creino alcun tipo di disturbo.

40. Come assumere un allenatore.

Assumere un allenatore è una delle chiavi pe imparare a giocare a golf in modo corretto. Tuttavia, si dovrebbero prendere in considerazione diversi fattori quando si tratta di scegliere il professionista che vi formerà. Alcuni dei fattori includono la sua esperienza, il suo stile di insegnamento, e altro ancora. Inoltre, non dimenticate di chiedere ai suoi clienti precedenti e attuali, per sapere la loro opinione.

41. Come trovare ulteriori informazioni sul golf.

Raccogliere maggiori informazioni sul golf è importante, perché si è in grado di fornire una guida ad iniziare a lavorare con esso. Molti siti web lanciati oggi, sono in grado di offrire un sacco di dati importanti su di esso. Si possono trovare informazioni anche sui libri.

42. Gareggiare.

Dopo aver acquisito abbastanza esperienza nel gioco del golf, è il momento di fare vari concorsi a riguardo. Si può anche proporne uno, che può essere svolto dai dipendenti della società dove si sta lavorando. Gareggiare motiva ??la tua formazione, dal momento che si vuole fare bene.

43. Acquistare una buona protezione solare.

Giocare a golf spesso porta ad esporsi al sol. A causa di ciò, si dev mantenere la salute della pelle utilizzando una buona protezione solare. Quando si acquista una di queste, però, scegliere qualcosa che può durare a lungo, in modo da non riapplicarla di nuovo durante il giorno.

44. Portatevi un repellente per zanzare.

Quando si visitano campi da golf, si deve essere consapevoli che ci possono essere le zanzare che volano in giro, a causa del fatto che ci sono alberi e corsi d'acqua nelle vicinanze. Si dovrebbe portare un repellente contro le zanzare, in modo da impedire loro di mordere voi. Ricordate sempre che le zanzare possono causare alcuni tipi di malattie, quindi meglio sicuramente prevenire che curare!

45. La ricerca sul campo da golf.

Sia che stiate andando a visitare un campo da golf o partecipando ad una competizione, o godendo semplicemente una giornata con i tuoi amici, è meglio fare una ricerca su di esso. In tal modo, si è in grado di sapere se il campo da golf può offrire 9 o 18 buche. A parte questo, è anche possibile prevedere il livello di difficoltà che il campo offre.

46. Portate la vostra famiglia con voi quando si visita un campo da golf.

Visitare un campo da golf può essere più divertente e interessante se portate la vostra famiglia. Anche per fare una passeggiata nel verde. Oltre a questo, si possono anche vedere altri sport che possono anche fare piacere. Inoltre, se si sta visitando il luogo per giocare, possono anche dare il supporto necessario.

47. Rendere il gioco divertente.

Quando si gioca a golf, si dovrebbe sempre fare una esperienza divertente. Non dove essere un duro lavoro. Fare questo non servirebbe a niente.
Invece deve essere sempre un gioco, che fornisce intrattenimento. Tuttavia, proprio come qualsiasi altro gioco, anche voi volete vincere, motivo per cui dovrete allenarvi di più.

48. Prenditi cura dei tuoi occhi.

Nel gioco del golf, bisogna effettivamente usare bene la vista, per mettere meglio in buca. Pertanto bisogna avere cura dei propri occhi. Uno dei modi migliori per farlo è quello di assicurarsi che la vostra dieta consiste in cibi ad alto contenuto di vitamine e minerali essenziali. A parte questo, sarebbe anche meglio per voi indossare gli occhiali da sole quando si è all'aperto.

49. Sviluppare i muscoli.

Quando vedi giocare i golfisti professionisti, potresti pensare che il gioco non è molto fisico. Tuttavia, è ancora necessario sviluppare i muscoli per esso, dal momento che è necessario anche avere il potere per tirare le palline da golf a grandi distanze. Sviluppare i muscoli anche mediante il lavoro fuori. Tuttavia, si potrebbe andare anche ad allenarsi, in modo da poter praticare lo swing al meglio.

50. Avere una mente chiara.

Giocare a golf richiede una mente chiara, se vuoi migliorare. Questo perché avere una mente chiara ti rende più pronto nel prendere le decisioni giuste, in termini di scegliere le mazze da golf da usare, il modo di puntare, e molti altri casi. Così, liberare la mente prima di giocare il vostro sport preferito, in modo da poter giocare al meglio.

51. Mettere potenza.

Oltre a praticare il vostro swing in un driving range, un altro modo per aumentare il vostro potere sarebbe quello di prendere atto della direzione della testa del bastone e il tuo spostamento del peso. Assumere le corrette posizioni per eseguire al meglio uno swing.

52. Il rilascio.

Quando si esegue lo swing, si dovrebbe liberare la vostra energia in un modo che sarebbe stato trasmesso nel pallina da golf. Nel fare uno swing, c'è un momento in cui la tua mano e le braccia sembrano rallentare, che di solito è poco prima di colpire il bersaglio. In quel momento, si dovrebbe immaginare la vostra energia sempre trasmessa al ballo, dalla tua mano attraverso la testa del bastone.

53. Fare un po' di stretching.

Proprio come giocare altri sport, si dovrebbe prima fare un po 'di stretching. Lo stretching può prevenire gli infortuni. A parte questo, scioglie i muscoli che possono aiutare a far diventare più efficace il vostro swing. Basta seguire le solite routine di stretching e concentrarsi maggiormente sulle braccia.

54. Riscaldamento per aumentare la potenza.

Il riscaldamento per uno swing più potente può essere fatto pochi minuti prima di iniziare. Il riscaldamento non è limitato a stretching, soprattutto se si vuole avere una buona potenza nel vostro swing. Quello che si può fare è fare un po 'di swing di pratica, ma con un atteggiamento: eseguire il movimento e portare lentamente la postura da golf la vostra posizione normale non più di 7 volte

55. Il rimbalzo.

La maggior parte dei giocatori ha una buona esperienza in estensione della colonna vertebrale dopo aver colpito la palla. Quando si fa lo swing, la vostra posizione in realtà passa attraverso alcune fasi, mentre si sta cercando di offrire velocità potente verso il bersaglio. Per mantenere l'equilibrio, è meglio se si inclina leggermente il corpo lontano dalla palla. Fa prevenire gli infortuni.

56. Fate un respiro profondo.

Poco prima di fare il vostro swing, fare un respiro profondo prima. In tal modo, è possibile garantire che ci si è liberati di tutto il nervosismo o eccitazione che si aveva addosso. Inoltre l'inalazione di quantità sufficiente di ossigeno può anche aiutare a fornire uno swing che può guidare la palla al tasso che si desidera avere.

57. Le gobbe.

Tu non vuoi fare le gobbe quando batti la palla. Pertanto, non devi farle frequentemente. A parte questo, è meglio piegare dai fianchi piuttosto che la vita per evitare di far formare la gobba e incurvare la schiena.

58. Underswing o overswing.

L'Underswing accade di solito, quando le braccia si muovono troppo lentamente quando si fa lo swing, mentre l'overswing è l'esatto contrario a questo. Se si tende a fare l' underswing, si può anche scegliere una mazza che di solito può mandare la palla più lontana, e si può anche fare il contrario con l' overswing. È possibile effettuare le regolazioni giuste per quanto riguarda questo, se avete molta familiarità con le diverse mazze da golf.

59. Allinearsi.

Quando si tratta della precisione dei colpi, se siete di mano destra, si dovrebbe prendere atto della presa della mano sinistra. I tendini del pollice della mano sinistra dovrebbero essere direttamente la parte centrale del manico della mazza quando si sta per oscillare. Mantenere le posizioni rendendo il battente, in modo da diventare più accurato in esso.

60. Verifica le tue posizioni.

E 'sempre meglio controllare le tue posizioni quando fai una swing. Quando le posizioni seguono angoli che non sono idonei, allora si può essere certi di fare errori nel movimento. Per esempio,se fai lo swing con angoli che giacciono troppo in verticale, quindi la forza porta la palla fuori bersaglio . Bisogna posizionarsi bene.

61. La tua traiettoria.

Quando si tratta della tua traiettoria, è meglio che diventi più familiare con le mazze da golf. Questo perché il tipo di mazza che si usa in oscillazione è uno dei maggiori fattori quando si parla di traiettorie. Quindi, è meglio se continui a provare mazze differenti in diversi tipi di colpi, in modo che alla fine si sa quando è necessario utilizzare ciascuno di essi.

62. Per avere scatti nitidi.

Se volete avere scatti nitidi, ogni volta che fate il vostro swing, allora si dovrebbe indirizzare la parte interna quadrante della pallina da golf. Questo renderebbe la mazza da golf in contatto con la palla in posizione aperta. Per rendere questo più facile, quando si utilizza le palle con un logo, impostare il logo nella parte in cui si desidera colpire la palla, in modo che diventi il bersaglio.

63. I tweeners.

Molti golfisti fanno riferimento alle distanze dispari tra mazze da golf diversi come i tweeners e, se si verificano incongruenze costantemente con loro, allora si dovrebbe trovare una soluzione. Ad esempio, se siete un tipo di persona che ama fare sbalzi di potenza, allora si dovrebbe fare uso di una mazza minore e colpirlo nel modo desiderato.

64. Primo bersaglio.

Ogni volta che si impostano i piedi sul primo bersaglio del campo da golf intero, prima di posizionarsi per dondolarsi, si dovrebbe prendere il tempo a studiare esso. Si dovrebbe cercare di identificare l'intera forma del foro, come se si volesse guardare il cielo. In questo modo, si è in grado di elaborare la propria strategia su come si sta per affrontare ogni foro in modo più efficace.

65. Fai con calma.

Una delle cose principali nel golf è che devi prendere tempo prima di eseguire il colpo. Ad esempio, prima di colpire la palla, è necessario identificare la migliore mazza da golf che si desidera utilizzare per questo. A parte questo, si dovrebbe anche decidere il vostro obiettivo, considerando la direzione e la velocità del vento.

66. Utilizzo di musica.

Se stai giocando da solo, o con persone che hai incontrato per la prima volta, allora non sarebbe una cattiva idea ascoltare musica. Questo perché la buona musica può aiutare a calmare i nervi. E 'meglio però che si ascolta sda soli mentre si attende il proprio turno, in modo da essere in grado di mettere a fuoco quello che si deve fare, quando è il momento di fare lo swing.

67. La linea tra te e la palla.

Molti golfisti professionisti hanno una linea immaginaria tra loro e la palla. Prima di attraversare la linea, si concentra la mente sulla mira, il tipo di potere per colpire la palla con, e così via. In questo modo, si deve solo attraversare la linea quando si è pienamente consapevoli di quello che si sta per fare. Se siete ancora incerti e avete già attraversato, si può sempre fare un passo indietro e ripensare alla vostra mossa di nuovo.

68. Bilanciamento.

Prima di iniziare con il vostro swing, è necessario assicurarsi che siete in grado di raggiungere un equilibrio perfetto per il vostro corpo. Avere un buon equilibrio vi permetterà di fornire il tipo di potere, che è necessario per prendere la palla nel punto desiderato. A parte questo, si è anche in grado di colpire la palla verso la direzione che si intende raggiungere.

69. La tua testa.

Tenete a mente che ogni volta che fate uno swing per colpire la palla, la testa anche fa la sua oscillazione. In relazione a questo, si può effettivamente osservare come si ruota la testa ogni volta che si oscilla per vedere se si stanno facendo in modo corretto. Se si sta dondolando allo stesso modo la spalla anteriore, quindi si sta per fare un buon bilanciamento.

70. Visualizza par 5 come par 3.

Se vuoi sfidare te stesso, in modo da apportare miglioramenti sulle prestazioni, quindi visualizza un buco che è par 5 come par 3. In altre parole, anziché pianificare per 5 colpi in una buca par 5, è necessario pianificare per 3 colpi. Questo può farvi correre dei rischi, ma ne vale la pena, soprattutto se non lo fai per la prima volta in un torneo.

71. Pratica di più.

Praticare di più non deve essere limitato a giocare il golf vero e proprio. Espandi i tuoi orizzonti a giocare a golf, consulta i videogiochi su di esso. Ci sono un sacco di console di gioco oggi disponibili, che vi può offrire giochi di golf realistici. Giochi di questo tipo son in grado di offrire più idee nel fare buca in modi diversi.

72. Siate preparati.

Se vi trovate a giocare in una buca particolare e piove improvvisamente, è meglio se si era preparati con la vostra attrezzatura proprio per la pioggia. Anche se si sta ancora in pratica, si dovrebbe fare uso del vostro ingranaggio della pioggia durante il gioco. In questo modo, si può ancora aspettare di eseguire nello stesso modo in pratica, se succede anche durante un torneo.

73. Mettere a segno.

Quando si esegue la buca, si dovrebbe diventare più consapevoli sugli angoli creati dalla vostra mano quando avete fatto il colpo. Uno dei migliori angoli che si può prendere atto è quello creato, quando il polso si piega indietro verso l'avambraccio. Provate a praticare questo tipo di angolo, e vedete la differenza che può fare nel fare il tuo colpo.

74. Guarda dove la palla dovrebbe andare.

Sia che si sta mettendo o sta ancora cercando di raggiungere il green, si dovrebbe prendere una buona occhiata al vostro obiettivo per un sacco di volte, prima di rendere il vostro swing. Guardando il vostro obiettivo fornirete al vostro cervello l'immagine chiara di dove dovrebbe andare la palla. A parte questo, guardare il bersaglio può anche aiutare a valutare la distanza, può anche aiutare a trovare solo con la giusta quantità di potere che sta dietro il vostro colpo.

75. Percorrere le distanze.

Si dovrebbe prendere atto di come mettere i piedi in base al tipo di distanza che si desidera raggiungere con il vostro colpo. Tenete a mente che più è lunga la buca, più ampia è la distanza che dovrebbe essere tra i piedi. D'altra parte, quando posizionate i piedi dovrebbero anche essere vicini l'uno all'altro. Praticate questo, ma non dimenticare di prendere in considerazione l'equilibrio, in modo da poter ottenere quello che volete.

76. Triangolando i putts(colpi leggeri).

Quando si pianifica la strategia da mettere, si dovrebbe guardare la palla da tre punti diversi. Guardala da dietro, dal dietro il foro, come pure a metà strada tra la sfera e il foro. In questo modo, si sarebbe in grado di pianificare il vostro swing in modo più efficace. Questa tecnica è chiamata triangolazione, ed è spesso usata dai professionisti.

77. Siate positivi sul green.

Quando si è già al verde, una delle cose che possono impedire di colpire un par, birdie, o un eagle eye, è il pensiero negativo. Ci sono momenti in cui la gente pensa di non essere in grado di fare il colpo perfetto, a causa di alcuni motivi, e potrebbe effettivamente accadere. Pertanto, poiché il pensiero negativo può effettivamente influenzare l'esito del gioco, allora il pensiero positivo dovrebbe incidere pure. Con questo, è meglio essere positivi in ogni momento.

78. Prendere le decisioni corrette.

Nel gioco del golf, così come altri sport, una delle cose che devi fare per migliorare le tue prestazioni è quello di prendere le decisioni giuste. La cosa migliore del golf è però che, avete tempo per farlo, che è anche il caso per la concorrenza. Quindi, è meglio se si considerano tutti i fattori nella scelta della mazza, di colpire la palla ad angolo retto, e così via, in modo che si può uscire il vincitore.

79. Correre qualche rischio.

Essere troppo prudente non può fornire il risultato che si desidera. Così, è anche bene prendere alcuni rischi di volta in volta. Quando si prendono dei rischi, si è in grado di scoprire più cose circa le vostre abilità. A parte questo, è anche possibile visitare alcuni scatti, che non può aver pensato che siano possibile.

80. Il bunker (ostacolo).

Considerando la consistenza della sabbia si possono risparmiare alcuni colpi, se la vostra palla finisce in un bunker. Ad esempio, se la sabbia è morbida e soffice, si desidera fare uso di un cuneo, che è dotata di una flangia grande e può fornire un sacco di rimbalzo ogni volta che si è bloccati in un bunker e si desidera ridurre al minimo i vostri colpi.

81. A breve colpi di ferro.

Quando si tratta di colpi di ferro a breve distanza, è meglio che siete in grado di spostare il peso, per eseguire uno swing più debole, che viene da solo le tue braccia. Alcuni giocatori escono effettivamente solo il 10 al 40 per cento del loro sulla loro gamba posteriore, quando la mazza ha l'impatto con la palla. In questo modo, si è in grado di rendere i vostri colpi di ferro più efficaci.

82. Colpire la palla nella sabbia.

Quando si colpisce la palla in bunker, si dovrebbe scegliere una mazza più corta e fare un tiro lungo per giocare sul sicuro, e assicurarsi che i vostri piedi non scavino nella sabbia.

83. Swing.

L'oscillazione da golf in generale dovrebbe essere fatta in un movimento fluido e naturale. In altre parole, non dovrebbe essere troppo veloce, troppo lento, saltando, o a scatti. Se si osservano i professionisti farlo, ci si accorge che eseguono le loro oscillazioni in modo fluido e quasi senza sforzo. Per raggiungere questo obiettivo, è necessario diventare più consapevoli della posizione. Inoltre, si dovrebbero anche praticare tecniche di respirazione corretta.

84. Il movimento del corpo inutile.

Se vuoi venire con uno swing che è abbastanza efficace, allora si dovrebbero eliminare i movimenti inutili del corpo, movimenti del corpo in particolare inferiori. Questo per garantire la precisione quando state facendo il vostro swing.

85. L'impugnatura.

Conoscere i diversi tipi di morsetti è essenziale per fornire migliori colpi. In generale, in realtà vi sono tre tipi di prese, e sono chiamati 10 dita, interlock, e si sovrappongono. Per i principianti, è meglio farlo con il grip interlock. Questo perché questo tipo di impugnatura può aiutare a usare le mani come un pezzo, invece di farli combattere l'uno contro l'altro quando si fa lo swing.

86. La giusta posizione.

Quando si tratta di avere la posizione giusta nel gioco del golf, ci sono un sacco di cose che avete bisogno su cui concentrarsi. Alcune di queste cose dovrebbero includere le ginocchia, i piedi, la schiena, le mani, le spalle, e la posizione della sfera. Ad esempio, quando si tratta di ginocchio, si vuole piegare un po ', in modo che si può ottenere il giusto equilibrio.

87. Creazione di equilibrio.

I tipi di swing che si possono eseguire spesso possono determinare il tipo di prestazioni per ogni buca. Quindi, è meglio farlo bene sempre. Per assicurarsi che sia il caso, è necessario creare l'equilibrio con la terra, tenendo le ginocchia piegate un po ', larghe le spalle. In questo modo, è possibile ottenere un certo equilibrio, che può migliorare il livello del vostro swing.

88. Colpi che vanno a destra.

Se i tuoi scatti hanno la tendenza di andare a destra, è spesso il risultato quando il tuo corpo si muoveva verso la vostra sinistra, quando fate il vostro swing. Quello che si può fare a questo proposito è quello di liberare le mani più velocemente nel colpire la palla. In questo modo, si è in grado di vedere miglioramenti notevoli per quanto riguarda la precisione dei vostri colpi.

89. Sviluppare una buona flessibilità.

Prima di iniziare a giocare a golf, è meglio sviluppare prima una buona flessibilità. In realtà ci sono un sacco di motivazioni per questo. Una delle quali è il fatto che vi è la possibilità di auto-danneggiarsi, se non si è flessibili. A parte questo, la flessibilità può anche influenzare la potenza dei tuoi colpi, così come la sua morbidezza.

90. Iscriversi ad un corso di formazione per golfisti.

Per iniziare a giocare a golf prendendo la strada giusta, una delle cose migliori che potete fare è di imparare di più su di esso attraverso un corso di formazione. Tuttavia, si dovrebbe tenere a mente che ci sono diversi corsi oggi disponibili, e, non sono tutti uguali, pertanto dovresti fare la tua ricerca, nell'individuarne i migliori.

91. Guarda i video di training.

Prima di andarti ad allenare a golf, è meglio che diventi più familiare su di esso. Una delle cose che si possono fare è guardare i video di addestramento di golf. Osservando questi video, potete vedere i vari passaggi o metodi che vengono utilizzati per principianti di questo sport. Fatto questo si dovrebbe già avere un'idea su ciò che si sta fare.

92. Gioca con i tuoi figli.

Se volete praticare il putt, uno dei migliori modi per renderlo più interessante è quello di giocare con i vostri bambini con esso. Quando si gioca con i figli, non ci si accorge neppure del tempo in cui state praticando la vostra abilità. Si può anche scoprire che il vostro bambino è in realtà un putter nato.

93. Woods.

Woods è un termine che viene utilizzato per riferirsi al tipo di mazze da golf, che sono utilizzate dai golfisti. Le mazze da golf woods sono quelle che hanno grandi teste, che sembrano lampadine grandi. Si vuole fare uso di questi tipi di mazze da golf se avete bisogno di pallina da golf per percorrere una grande distanza dopo aver fatto il vostro swing, dal momento che sono progettati per essere in quel modo.

94. Irons.

Mazze da golf irons(ferri) sono chiamati come tali, a causa del materiale impiegato nel farle. Irons sono le mazze che vengono utilizzate quando un giocatore vuole ottenere una migliore traiettoria. Tuttavia, è possibile anche scegliere di usare un iron anche per mandare la palla ad un centinaio di metri in un colpo o più semplicemente selezionando quelli con numeri più bassi. Zeppe e numeri più alti di iron sono utilizzati per bunker, o per tiri arcuati.

95. Putters.

Putters, come vengono chiamati, sono utilizzati per la buca. Sono progettati specificamente come le mazze da utilizzare quando si è già all'interno del verde. Essi sono realizzati in un modo che si sarebbe in grado di raggiungere un obiettivo migliore per la palla, per affondare nel foro, con il minor numero di colpi.

96. Fidatevi del vostro istinto.

Quando si tratta di scegliere le vostre mazze da golf per i colpi certi, è anche meglio fidarsi dell' istinto. Ci possono essere momenti che avete una sensazione viscerale di usare un iron al posto di un wood per un colpo sicuro, ma i tuoi libri e le conoscenze aquisite sanno suggerirti al meglio. Tuttavia, è sempre meglio fidarsi dell' istinto, dal momento che molte persone è sempre servito.

97. Indossare un abbigliamento comodo.

Nel gioco del golf, è meglio scegliere abiti comodi. È necessario assicurarsi che le braccia siano in grado di muoversi bene con il tipo di maglietta che si indossa. A parte questo, l' abbigliamento deve essere scelto in base al tipo di clima del campo da golf. Indossare tute sportive, in modo da potersi muovere liberamente, e concentrarsi maggiormente sui tiri.

98. Leggi le news sul golf.

Leggere notizie sul golf fornisce un sacco di vantaggi. Leggendo le notizie puoi effettivamente capire chi è il golfista professionista, quale è considerato il migliore, se ha vinto ancora una volta, o è stato battuto. Quindi, ti può ispirare o restare motivato a migliorare il tuo gioco. Puoi anche fornire informazioni aggiornate sullo sport.

99. Guarda tornei.

Se sono ancora in corso guardare tornei di golf,anche prima di iniziare l'allenamento. Visitando i campi da golf dei tornei, si sarebbe in grado di assistere al tipo di eccitazione che il gioco può offrire. A parte questo, è anche possibile diventare più familiari con l'ambiente.

100. Lasciatevi ispirare.

Ispirarsi al gioco del golf è molto importante. Questo perché, può aiutarvi ad avere tale unità di lavorare in continuo e duramente per migliorare le vostre prestazioni. L'autoispirazione può essere fatta in molti modi. Oltre a guardare il professionale gioco dei golfisti, si può anche parlare del gioco con i tuoi compagni di golf. Inoltre, raccogliendo maggiori informazioni su di esso, in particolare le tecniche più recenti, si possono anche ottenere ispirazioni.

Consiglio Bonus : Siate pazienti.

Una volta che si inizia a giocare a golf, non si può pretendere di diventare molto consistentei nele prestazioni immediatamente. Bisogna avere pazienza, questo è dovuto al fatto che migliorare il vostro gioco può richiedere un certo tempo per farlo. Quando si è pazienti, si è in grado di aspettare abbastanza a lungo per vedere i frutti del lavoro.

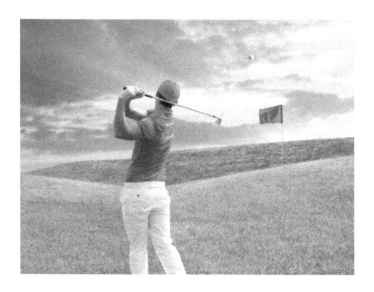

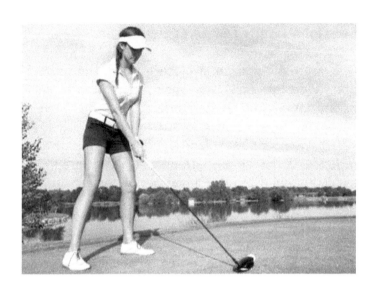

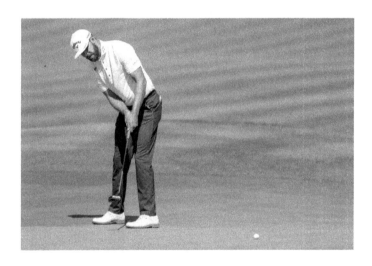

2° LIBRO

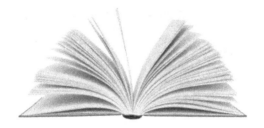

Tutti i Diritti Sono Riservati

100 Consigli Per

Fotografi Ed Aspiranti Tali !

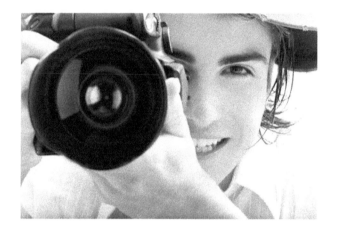

Hai L' Hobby Della Fotografia ?

Ti Piace Scattare Foto In Ogni Occasione ?

Questi Consigli Ti Risulteranno Utili !

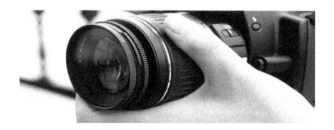

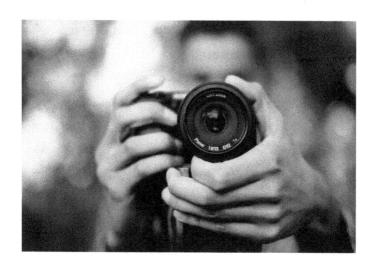

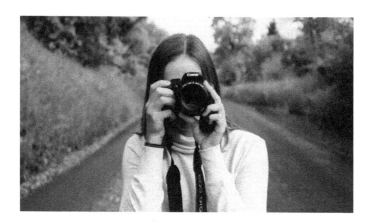

1. Raccogliere informazioni sulla fotografia quanto più possibile.

Per cominciare la tua carriera in fotografia prendendo la strada giusta, è necessario raccogliere maggiori informazioni su di essa per primo. La Raccolta di informazioni vi fornisce indicazioni sui passi giusti che avete bisogno di prendere. La ricerca può essere effettuata tramite internet, parlando con fotografi professionisti, così come la lettura di alcuni libri sull'argomento.

2. Acquisto della fotocamera digitale che si desidera.

Anche se siete ancora al punto di partenza della tua carriera fotografia, è meglio acquistare il tipo di fotocamera digitale che si vuole veramente. Si deve acquistare qualcosa che può fornire il tipo di immagini che si desidera. Utilizzando una macchina fotografica che offre foto di qualità, si diventerebbe più motivati ??a prendere le foto con essa, anche se si sta ancora cercando di imparare a questo proposito.

3. Investire in un treppiede.

Avere un treppiede in grado di fornire un sacco di vantaggi, in quanto serve per tipi di foto. E 'una delle cose che avete bisogno , in modo da avere foto di paesaggi di qualità. A parte questo, sarebbe anche aiutare a prendere le immagini gloriose del tramonto o dell'alba.

4. Le inquadrature.

Le buone inquadrature sono una delle chiavi di scattare foto meravigliose. Questo è in realtà uno dei motivi per cui alcuni fotografi professionisti suggerirebbero i principianti in campo, a fare uso di telecamere annebbiate all'inizio. Questo perché, con questi tipi di telecamere possono aiutare una persona a sviluppare una buona abitudine di temporizzazione e scegliendo gli scatti al meglio.

5. Non esitate a provare nuovi punti di vista.

C'è sempre una tendenza per un principiante a scattare la foto in primo piano in testa. Se state facendo questo, si può essere se stessi evitando nella ricerca delle migliori angoli. Quindi, è una buona idea provare diverse angolazioni prima. Provate a prendere la foto dall'alto o dal basso. In tal modo, si può avere diverse prospettive della scena.

6. Cercate sempre colpi candid (foto naturali-nascoste).

La ricerca di foto spontanee può effettivamente offrire maggiori opportunità di prendere i migliori scatti. Quando si estraggono diverse foto, vi accorgerete che alcune tra le migliori sono quelle che sono prese senza che i soggetti guardano la telecamera. Catturate le scene in cui le persone stanno facendo le loro solite cose, e vedrete la naturalezza vera.

7. Fare uso di filtri UV sul fronte dei vostri obiettivi.

I Filtri UV sono in grado di fornire la fotocamera della protezione di cui ha bisogno, per rimanere al top della condizione. Inserire i filtri di fronte le lenti della fotocamera, in modo che le lenti siano protette da graffi o urti. Con questo, si può essere certi che le lenti dureranno più a lungo.

8. Acquista diversi obiettivi e scambiali con un compagno appassionato di fotografia per risparmiare denaro.

Gli Obiettivi sono piuttosto costosi in questi giorni ed essendocene tanti ti offrono di più quando si tratta di scattare foto. Tuttavia, se si vuole risparmiare sui costi, puoi trovare un amico che ha la stessa marca di macchina fotografica che avete e scambiare qualche pezzo.

9. Utilizzare un telecomando se hai ancora ottenere scatti sfocati anche con l'uso di un treppiede.

Anche con l'uso di un cavalletto, vi è ancora la possibilità di ottenere colpi sfocati. Questo può essere dovuto al modo in cui si preme il pulsante di scatto, nel prendere le immagini. Per aggirare questo, tutto quello che in realtà è necessario è disporre di un telecomando. A parte questo, è anche possibile fare uso del timer della fotocamera.

10. Sfruttate la fotocamera del telefono cellulare se si sta cercando il campo di applicazione per foto di paesaggi bellissimi.

Così non li dimenticherete. Avere grandi paesaggio a portata di mano può diventare un'attività divertente, utilizzando la fotocamera del telefono cellulare per esso. In tal modo, si sarebbe in grado di ricordare dove si vuole fare la scena di paesaggio successivo, semplicemente controllando il vostro telefono.

11. Come assicurarsi che le lenti non urtano mentre vengono messe dentro la borsa.

Le lenti della fotocamera non sono molto economiche in questi giorni, è per questo che è necessario prendersi cura di loro correttamente. Perciò assicurarsi che essi non si distruggano a vicenda mentre vengono messe dentro la borsa. Si possono utilizzare allora dei calzini da trekking per loro. Tutto quello che dovete fare è tagliare le calze nelle dimensioni adeguate. Basta fare in modo che le calze siano puliti in modo da non sporcare l'obbiettivo.

12. Contemplare e guardare le fotografie che avete intrapreso tempo fa.

Controllare il vostro lavoro dopo poche settimane, in grado di fornire un nuovo sentimento per le foto. A parte questo vedere quello si è fatto, se fatto bene, o se è fatto male. Cogliere le cose migliori delle foto ma anche gli errori per poi fare dei miglioramenti.

13. Come scattare foto di soggetti in rapido movimento o imprevedibile.

Ci sono momenti in cui si desidera acquisire una o più immagini di soggetti che sono veloci,movimenti irregolari o in movimento. Per esempio un cane che gioca in giardino. Per assicurarsi di catturare una foto decente, è sufficiente avvalersi della modalità di scatto continuo della fotocamera. Con questo, ci vorrebbe un numero di colpi in appena un secondo, che vi darà la possibilità di prendere un buon tiro.

14. Che cosa si può fare per diventare un fotografo di matrimoni.

Se vuoi diventare un fotografo di matrimoni, si vuole iniziare nel modo giusto, in modo da poter ottenere più clienti. Lo sguardo fisso corretto nella fotografia significa raccogliere ulteriori informazioni su di esso. Tuttavia, si dovrebbe anche praticare di più, e uno dei modi migliori per farlo è quello di farlo volontariamente al matrimonio di un parente o un amico.

15. Come assicurarsi che si sta comprando il giusto tipo di lente, soprattutto se costosa.

Le lenti sono disponibili in diversi modelli in questi giorni. Alcune sono grandi, mentre alcune sono piccoli. Tenete presente che gli accessori della fotocamera, sono abbastanza costosi. Per assicurarsi che si sarebbe di acquistare il tipo giusto, però, è sempre possibile noleggiare alcuni tipi di lenti prima, in modo da poter verificare le loro molteplici funzioni e vantaggi, che dovrebbero aiutare a fare l'acquisto giusto.

16. Creare una luce casalinga se si sta fotografando le immagini dei vostri prodotti.

Se si sta tentando di vendere determinati prodotti on-line e si desidera scattare foto di loro, si dovrebbe avere una di buona luce, in modo da dare alle immagini un bell'aspetto. Un box di luce casalingo può essere fatto con una scatola di cartone e una carta da lucido. Con la vostra light box fatta in casa, è possibile scattare foto di qualità dei prodotti, il che contribuirebbe a venderli più velocemente.

17. Più in basso della fotocamera.

Nella maggior parte dei casi, di solito si scatta una foto in piedi. Prova ad abbassare la macchina per alcuni tipi di colpi, in modo da poter anche esplorare diverse angolazioni. L'estrazione di diversi punti di vista vi fornirà più opzioni su come si vuole andare in giro a scattare una foto del soggetto. A parte questo, abbassare la fotocamera è una delle migliori cose da fare quando il soggetto è piccolo.

18. Fallo il tuo hobby e verrai pagato per tutto il duro lavoro.

Per ottenere maggiore motivazione nel prendere belle immagini, una delle cose migliori che potete fare con loro è quello di vendere sul proprio sito Archivi Fotografici. Questi siti possono esporre le tue foto a persone che cercano le migliori immagini per i loro sforzi di marketing. In altre parole, le aziende, se scoprono che le immagini sono di buona qualità, e sono applicabile ai loro prodotti, tenderanno ad acquistarle.

19. Utilizzarela plastica protezione dello schermo LCD.

È necessario proteggere lo schermo LCD della fotocamera in ogni momento, dal momento che è dove si controllano le immagini catturate. A tal fine, si può semplicemente fare uso di protezioni dello schermo LCD per loro. Esse possono garantire che il vostro LCD non si graffi e non si sporchi. Così è possibile mantenere la qualità della vostra macchina fotografica digitale per un periodo di tempo più lungo.

20. Manipolare la luce.

Catturare la luce per l'immagine che si sta assumendo è considerato da alcuni come un 'arte. Per manipolare la luce, è necessario considerare le diverse fonti di essa, come il sole, flash, e lampade. Dovete sapere che queste fonti diverse possono anche avere bisogno di strumenti diversi, al fine di approfittare di loro, come i riflettori, diffusori e snoots.

21. Scopri i dati exif.

Quando si ricontrollano le foto, è meglio controllare le impostazioni della fotocamera. Alcune delle impostazione che si desidera sapere riguardo a questo dovrebbero includere l'apertura, velocità dell'otturatore, e così via. Per fare questo, fare riferimento ai dati exif delle immagini. In tal modo, può aiutare a prendere nota delle cose che avete fatto giuste o avete fatte sbagliate, e di apportare miglioramenti.

22. Usa il flash all'esterno.

Questa idea può sembrare un po 'strana per alcuni. Tuttavia, utilizzando il flash quando si scattano foto al di fuori è in realtà una buona idea. E 'spesso definita dai professionisti come "flash di riempimento". Utilizzare il flash esterno può aiutare ad illuminare il soggetto anche in una giornata di sole, soprattutto se la luce proviene da dietro di loro.

23. Come scattare foto di tramonti.

Impostazione del bilanciamento del bianco alla luce del giorno e non per l'auto è una buona idea quando si scattano immagini di albe o tramonti. Spesso, quando c'è minore quantità di luce, la fotocamera non può fornire la foto migliore. Quindi, è meglio impostarla alla luce del giorno, o meglio ancora, mettere la modalità di bilanciamento del bianco manuale.

24. Eseguire il backup delle immagini.

Il backup delle immagini è una delle cose più importanti che dovete fare. Si può facilmente fare con l'acquisto di un disco rigido esterno per il computer. Con il backup di immagini, si ha la certezza che non saranno perse. Eseguire il backup delle foto ogni una o due settimane, e memorizzarle in un luogo che è sicuro.

25. Come gestire il vostro spazio su disco.

Gestire lo spazio del disco fisso è molto importante, perché è il luogo dove si memorizzano le immagini. Risparmiare spazio sul disco rigido fa trascorrere tempo nel selezionare le immagini. Selezionare le immagini che si vogliono veramente tenere. Dopo aver fatto questo, tutte quelle che non sono selezionate vanno cancellate, in modo da poter evere più spazio per le foto future.

26. Ragione per evitare il flash incorporato.

Utilizzando il flash incorporato della fotocamera, si può fornire un effetto indesiderato al vostro soggetto. Si può lasciare il soggetto con troppa luce. Quindi, è meglio investire su un flash esterno della qualità. Abbinarlo con un diffusore, e imparare ad utilizzarlo in modo corretto per ottenere la migliore qualità fotografica.

27. Parla con i tuoi soggetti.

Quando si sta tentando di fare ritratti, è meglio parlare con i soggetti mentre si stanno facendo. Quando si parla di loro, li si rende più confortevoli di fronte alla telecamera, il che rende le foto con un aspetto più naturale. A parte questo, può servire anche a scattare foto spontanee.

28. Testare le modalità della fotocamera.

Se avete appena comprato una macchina fotografica nuova di zecca, una delle prime cose che si possono fare è quello di testare le sue diverse modalità. Si dovrebbe provare la sua modalità automatica, modalità manuale, e così via. Facendo questo, si diventa più familiari con le impostazioni. In questo modo, si dovrebbe saperne di più su come usare le impostazioni ed utilizzarle in diversi tipi di scatto.

29. Cosa fare se si è a meno di un treppiede.

Se non si dispone di un treppiede, è comunque possibile scattare foto di qualità da tiranti soli durante le riprese. È possibile effettuare questa operazione appoggiata a un muro o appoggiando la fotocamera su un oggetto stabile. A parte questo, però, per assicurarsi che le foto non si sfochino, è meglio trattenere il respiro quando si preme il pulsante di scatto sulla macchina.

30. Ritorniare sempre alle impostazioni regolari della fotocamera.

Ci sono momenti in cui si desidera scattare foto mentre si sta passeggiando nel parco, o al tuo quartiere. Per assicurarsi di non sbagliare, è meglio sempre mettere la fotocamera sulle impostazioni regolari. Con questo, si sarebbe in grado di scattare su di essa immediatamente, senza dover passare attraverso un sacco di fastidi a ottenere le impostazioni corrette.

31. Fare un trucco con occhiali da sole.

L'aumento della saturazione dei colori può ancora essere fatta anche con l'uso di una fotocamera compatta. Tutto quello che dovete fare è di tenere gli occhiali da sole sulla parte superiore della lente, in cui sarebbe servita come il filtro polarizzatore. Ciò riduce l'abbagliamento e i riflessi. Tuttavia, fare un paio di scatti prima, in modo da poter garantire che non comprenderà le cornici dei vostri occhiali da sole nella foto.

32. Fare alcuni esperimenti.

Un sacco di principianti della fotografia sono abbastanza seri a seguito di tutte le cose che hanno imparato attraverso i libri che leggono. Per distinguersi dal resto, si dovrebbe fare qualche esperimento, non attenersi alle regole per tutto il tempo. Quando lo fai, sei in grado di scoprire nuove tecniche e confrontare diversi punti di vista.

33. Avere i propri biglietti da visita.

Avere i biglietti da visita è un buon modo per far sapere che si è in grado di offrire i servizi fotografici da vendere. Tuttavia, è anche una delle cose che potete fare per assicurarvi di offrire professionalità al cliente. Se qualcuno ti incontra, basta consegnare il biglietto, in modo che le persone si possano accorgere che sei un artista o un professionista. In tal modo, fai una buona impressione alla persona che incontri.

34. Come decidere se cancellare o mantenere l'immagine.

Spesso, potreste scoprire di avere molto spazio per salvare le foto, quindi è meglio decidere quali immagini tenere e quali eliminare. Per decidere l'eliminazione di un'immagine, semplicemente pensarla appesa al muro. Se non piace allora significa che l'immagine deve essere soppressa.

35. Costruisci il tuo portaimmagini.

Se vuoi diventare un fotografo professionista o meno, la costruzione di un portaimmagini può ancora offrire un sacco di vantaggi. Costruirne uno può essere fatto anche online, in cui tutto quello che dovete fare è salvare le migliori fotografie in un certo sito web, dopo aver firmato per il proprio account. In tal modo, si può essere in grado di controllare le vostre foto facilmente, anche quando si è lontani da casa.

36. Fare in modo che la foto racconti una storia.

Prima di colpire il pulsante di scatto di una foto, è meglio prendere un po 'di tempo per controllare il soggetto, così come ciò che lo circonda. Prova a vedere se il soggetto si fonde bene con il suo sfondo, e altre cose che potevano essere incluse nella foto. In tal modo, si è in grado di garantire una storia nascosta dietro la fotografia.

37. Preparatevi per una sfida.

Migliorare la creatività può essere fatto mettendo in discussione se stessi nel prendere almeno una buona fotografia ogni giorno. Anche se non c'è la voglia devi alzarti e scattare una foto per gli oggetti più interessanti. Si può semplicemente fare uso dell'immaginazione, al fine di scattare foto interessanti.

38. Leggere il manuale d'uso.

Molte persone oggi non si prendono il tempo per leggere il manuale d'uso delle loro macchine fotografiche digitali, partendo dal presupposto che tutte le funzioni possono essere apprese semplicemente giocando con loro. Tuttavia, se si tenta di sedersi e perderci un po di tempo, ci si rende conto che ci sono cose che si possono veramente imparare. Leggere il manuale è un modo per saperne di più sulle funzionalità della fotocamera.

39. Scattare fotografie in città.

Riprese di immagini della città possono essere noiose per alcune persone. Tuttavia, ci sono in realtà molti modi che per dare alle foto un aspetto più interessante. Uno dei quali è quello di andare ad un multi-story parcheggio, e scattare foto ai suoi diversi livelli. In tal modo, è possibile vedere una splendida vista della città. A parte questo, sarebbe anche offrire una prospettiva nuova per i colpi a terra abituali.

40. Non lasciate che la pioggia vi fermi.

Spesso, quando piove, potresti ritrovarti scoraggiato a scattare una foto. No, ci sono in realtà un sacco di modi in cui si può andare in giro, e ancora prendere belle immagini. Ad esempio, scattare una foto attraverso una finestra che è coperta con pioggia ti fornirà un ambiente tetro per un cambiamento.

41. Cosa usare come un riflettore luce.

Avere un riflettore di luce può aiutare molto quando si tratta di prendere ritratti. Utilizzare un grande foglio di carta che è colorato in bianco, già può essere utilizzato come riflettore di luce. Con un riflettore di carta bianca, si può utilizzare per i ritratti, così come per nature morte. Fare qualche sperimentazione, in modo da poter ottenere il tipo di qualità che si desidera.

42. Come evitare che il soggetto chiude gli occhi.

Se di solito si finisce con le immagini di bambini che chiudono gli occhi al momento sbagliato, si può effettivamente fare un semplice trucco per evitare che accada di nuovo. Si può semplicemente dirgli di chiudere gli occhi e aprirli solo all'ordine. Dire di sorridere per prendere una bella foto ritratto, in cui gli occhi sono aperti ed il viso sorride.

43. Un trucco per ottenere la giusta messa a fuoco.

Spesso, le persone trovano molto difficile ottenere la giusta messa a fuoco a fare un autoritratto. Per aggirare l'ostacolo, è possibile spegnere le luci, ed un flash appena a destra accanto all'occhio. Mentre si sta facendo, premere il telecomando a metà dell'otturatore per attivare la messa a fuoco automatica. Dopo di che, basta accendere le luci indietro e prendere il tuo autoritratto. La fotocamera dovrebbe già avere il giusto obiettivo da allora.

44. Utilizzando una fotocamera compatta.

Utilizzare una fotocamera compatta può produrre immagini che non sono in alta qualità se non si trova in zoom ottico. Con questo, è meglio se si sa come riconoscere o cambiarlo dal digitale allo zoom ottico. A tal fine, si può sempre controllare il manuale d'uso.

45. Scatto delle foto durante il viaggio.

Quando si viaggia, uno dei modi migliori per imparare di più sui luoghi migliori per scattare foto è quello di controllare gli opuscoli su di esso. A parte questo, è anche possibile visitare il blog e siti di viaggio. Facendo queste cose, si può prendere un assaggio di immagini di paesaggi meravigliosi, che dovrebbe darvi un'idea migliore su dove collocare se stessi quando si raggiunge la destinazione.

46. Non è la giusta esposizione?

Può essere difficile da ottenere la giusta esposizione a volte con una nuova macchina fotografica. Per risolvere il problema, si può sempre mettere in modalità automatica e fare uno scatto ad un oggetto. Se viene fuori in buona qualità, controllare le impostazioni della fotocamera scelte. Con questo, prendere nota delle impostazioni, in modo cda poterle usare in futuro.

47. Non dimenticate di visitare il sito del produttore della fotocamera.

Non dimenticate di visitare il portale web della società che ha fatto la vostra fotocamera digitale. Nella maggior parte dei casi, quando ci sono dei nuovi software o gli aggiornamenti del firmware, vengono pubblicati sul sito, e si possono scaricare facilmente. Detto ciò, si può anche approfittare a leggere anche dove le persone e le persone tecniche hanno avuto delle discussioni.

48. Programma.

Una delle cose migliori delle moderne fotocamere digitali di adesso, è il fatto che si possono permettere di avere le proprie impostazioni predefinite. Con preset, è possibile identificare le impostazioni che si ritengono più appropriate per alcune scene. Salva i tuoi preset, in modo da poterli attivare facilmente quando è necessario.

49. Prendersi cura delle batterie della fotocamera.

Le batterie della fotocamera hanno bisogno di cure adeguate per durare più a lungo. Una delle cose migliori che potete fare è quella di lasciare che si scarica una o due volte in un mese fino a quando non scaricano definitivamente.

50. Cosa fare con le macchie sulle immagini.

Ci sono momenti in cui si possono vedere alcuni punti sulle vostre immagini. Quando questo accade, potrebbe essere un segno che il vostro obiettivo o il sensore è dotato di polvere. Prova a soffiare e scattare un'altra foto. Tuttavia, se si vuole fare in modo di non ripetersi, è necessario acquistare un kit di pulizia per il sensore al più presto.

51. Come prendere correttamente le immagini di fuochi d'artificio.

I fuochi d'artificio possono essere abbastanza difficili da catturare. Tuttavia, ci sono alcuni passaggi che si possono adottare per scattare foto bellissime di loro. Per esempio fare uso di un treppiede, e assicurarsi che la vostra attenzione è impostata sul livello massimo. A parte questo, utilizzare tempi di posa più lunghe da uno a cinque secondi.

52. Si riprende un oggetto in movimento.

Se si desidera scattare una foto di un oggetto in movimento, assicurarsi che la videocamera è dotata di una modalità di inseguimento messa a fuoco automatica, o qualcosa di simile ad esso. Questa caratteristica renderà la vostra fotocamera migliore per rintracciare l'oggetto in movimento automaticamente, mentre regolate costantemente la attenzione verso esso. Con questo, tutto ciò che dovete fare è assicurarsi che si sta per ottenere la giusta composizione.

53. Cercate di godervi il vostro hobby.

Se vuoi diventare bravo in fotografia, devi imparare a goderne. Non essere troppo duro con te stesso, ogni volta che si arriva con scatti che non sono soddisfacenti. Come gli scatti non decenti possono effettivamente succedere anche ai migliori fotografi. Quando ciò accade, mettetevi alla prova e praticate di più.

54. Uso riflettori naturali.

Usando riflettori naturali si possono tirare fuori il meglio delle fotografie. Ad esempio, se si sono riprese le immagini in spiaggia, la sabbia bianca può servire come riflettore gigante. Per usufruire di esso, il soggetto siede sulla sabbia. A parte la sabbia, l'acqua può anche servire come un buon riflettore.

55. Riprese di immagini in una giornata nuvolosa.

Se vuoi fare ritratti eccellenti all'aperto, allora farli in una giornata nuvolosa. Quando è nuvoloso, lo è anche la luce. Ciò è dovuto al fatto che le nubi possono servire come riflettore gigante. A parte questo, si può anche controllare la luce proveniente dal sole, che può permettere di sfruttare appieno il flash.

56. L'Utilizzo di un manico di scopa al posto di uno stativo.

Se si dispone di un assistente con voi quando si scattano ritratti, è una buona idea mettere il flash alla fine di un manico di scopa. Lasciate che il vostro assistente lo tenga al punto giusto. In questo modo, non dovrete preoccuparvi di ottenere il supporto rovesciato a causa dei forti venti. Questo può aiutare a lavorare più velocemente e con più convenienza.

57. Provate con tre foto di fila.

Quando si scattano immagini di bambini, si dovrebbe cercare di prendere tre o più foto in una riga. In questo modo, si sarebbe in grado di catturare i loro movimenti, che possono diventare abbastanza divertenti o interessanti. Dopo aver preso le foto, si può semplicemente metterle tutte in una striscia di pellicola, anche con un programma per pc. Le immagini quando sono presentate bene sembrano raccontare una storia.

58. Non lasciate che il vostro modello aspetto.

Avere un modello che vi aspetta non è un buon modo per iniziare. Prima che il modello arriva a casa tua, dovresti fare le preparazioni in anticipo, qualche ore prima, in modo da poter iniziare immediatamente.

59. Prestare attenzione allo sfondo.

Tenete a mente che il soggetto della foto dovrebbe essere quello che cattura l'attenzione della gente vedendolo. Pertanto, si dovrebbe essere consapevoli dello sfondo. Con un background che può distrarre l'attenzione dello spettatore, il sorriso del soggetto o posa può essere trascurato. Quindi, scegliere lo sfondo in modo che l'attenzione rimanga sul soggetto della foto.

60. Non cancellare le foto, mentre sono all'interno della fotocamera.

Mentre le immagini sono ancora all'interno della fotocamera, non è saggio cancellarle ancora, soprattutto se non siete sicuri. Ciò è perché lo schermo LCD non può fornire con il modo giusto per giudicare, dovuto al fatto che non è abbastanza grande. Pertanto, è meglio trasferire le foto sul computer, prima di selezionare quelli che si desidera eliminare.

61. Come avere perfetti scatti spontanei.

Foto spontanee che si hanno nel momento perfetto dovrebbe aiutarvi a raggiungere ciò che si vuole ritrarre. È una sfida, però, ma un modo per farlo perfettamente sarebbe quello di prevedere il prossimo movimento o azione del soggetto. Ad esempio, se si vuole ritrarre i volti dei membri di una squadra di calcio dopo aver vinto la partita, poi le immagini di loro solo quando la concorrenza sta per finire.

62. Riprese e ritratti di gruppo.

Per tirare fuori il meglio in un ritratto di gruppo, cerca di non avere la testa in linea retta. In altre parole, provate a variare le altezze delle loro teste in modo che il quadro sarebbe più naturale e interessante. Ad esempio, se si scatta una foto della famiglia al di fuori, possiamo collocarla in prossimità di un gruppo di massi di grandi dimensioni, in modo da sedere su diversi livelli.

63. Spazi in ritratti di gruppo.

Quando il giusto spazio è osservato, un ritratto di gruppo lo renderebbe più bello. Anche se la gente vorrebbe avere più spazio quando posa per una foto di gruppo, è ancora meglio metterli più vicini.

64. Conoscere il soggetto meglio.

Conoscendo il vostro soggetto, si dovrebbe sapere che tipo di immagini che piacciono e non. Quando si è in grado di imparare di più sul soggetto, si ha la possibilità di scattare foto che riflettono la personalità del cliente.

65. Le riprese di soggetti con lunghi nasi.

Quando il soggetto ha il naso lungo, può diventare una distrazione, una volta la foto è presa. Per assicurarsi che questo non è il caso, cosa si può fare è quello di fotografare diritto il soggetto. A parte questo, sarebbe anche opportuno avere il mento leggermente verso l'alto.

66. Conoscere la fotocamera bene.

E 'sempre meglio che tu sappia come impostare la fotocamera correttamente, in conformità al suo ambiente. Tuttavia, questo può non essere sufficiente, in quanto potrebbe essere richiesto dal vostro cliente di scattare foto in luoghi diversi del luogo, che richiede diversi effetti. Così, oltre a conoscere le impostazioni della vostra attrezzatura, dovreste anche avere la capacità di cambiare rapidamente.

67. Scopri le pose prima di scattare.

Prima di scattare le foto del modello, cercate di usare la vostra immaginazione quando si tratta di pose che desidera lui o lei fare. A parte questo, si dovrebbe anche pensare a dei modi di come il vostro modello può farlo. Dopo aver pensato le pose, lasciate il vostro modello di eseguirle nel modo desiderato che sia fatto, e provare alcune cose nuove.

68. Come minimizzare i riflessi di occhiali.

Quando si riprendono soggetti che indossano gli occhiali, vi è la possibilità di riflesso sui vetri. Avere riflesso sui vetri, non è uno spettacolo bello da vedere. Per aggirare l'ostacolo, però, tutto quello che dovete fare è investire su un buon polarizzatore. Quando si indossa il polarizzatore, si può risolvere il problema.

69. Non fare troppo affidamento sulla vostra DSLR.

E 'vero che avere una reflex ti fornisce una qualità dell'immagine migliore. Tuttavia, non è un buon motivo per perdere un grande momento che vale la pena di catturare, solo perché non eravate in grado di portare con voi. Se ritieni che un momento che si devono acquisire sta per svolgersi, si dovrebbe fare clic via con quello che avete.

70. Non dimenticare di venire con un elenco.

Quando si sta per lasciare il posto per effettuare uno scatto, è sempre meglio avere una lista di ciò che è necessario portare con sé. A parte le cose da portare, l'elenco deve inoltre indicare alcuni processi che dovete fare prima. Alcuni dei quali includerebbe la ricarica delle batterie, test della fotocamera, il trasferimento delle immagini al PC per svuotare la memory card, e così via.

71. Scatta con altri fotografi.

E 'sempre meglio scattare con altri fotografi, in particolare con quelli che sono più esperti di te. In questo modo potrai a imparare un sacco di cose da loro, come ad esempio le tecniche, le loro attrezzature, il loro stile, e molto altro ancora. A parte questo, si possono anche fare nuove amicizie. In questo modo certamente avrai un' opportunità di imparare un sacco di cose nuove.

72. Pensa prima e rallenta.

Ci sono momenti in cui è meglio rallentare dallo scattare le foto e pensare. Ciò vi fornirà un modo per ascoltare voi stessi. Facendo questo, potrete arrivare ad idee più brillanti, pose migliori, migliori angoli, e molto altro ancora. Così, prima di premere per fare una foto, provate a pensare l'immagine che si sta acquisendo prima.

73. Come non dimenticare il nome del cliente.

Si può essere molto a disagio quando si parla con un cliente tenendo i suoi quadri, e vi siete dimenticati il suo nome. Uno dei modi per prevenire che è quello di scrivere il suo nome su uno stick, e lasciare il bastone sul retro della fotocamera. Accertarsi di eseguire la nota abbastanza piccola per non farla notare.

74. Scatto di una fotografia di una persona con gli occhi infossati.

Quando fai ritratti, si può incontrare un cliente che ha gli occhi infossati. Quando si scatta la foto, ci si rende conto che può causare ombre profonde al comparire dei suoi occhi. Per ovviare a questo, tutto ciò che in realtà si deve fare è quello di ridurre la fonte di luce. In tal modo, è possibile garantire che la luce può raggiungere lo spazio sotto la sua fronte.

75. Nascondere le rughe.

Se il cliente ha le rughe e vuoi impressionare lui arrivando con immagini che non li mostrano, allora quello che si può fare è utilizzare un tipo più grande di sorgente luminosa. Questo può rendere le immagini soft, soprattutto se portate la luce più vicina. A parte questo, è anche possibile utilizzare più luce frontale, invece di luce laterale.

76. La scelta di un modello.

La scelta di un modello dovrebbe essere fatta con attenzione, soprattutto se si sta cercando di trovare le immagini di uno spot. Nella maggior parte dei casi, le persone preferiscono le donne hot. Tuttavia, si dovrebbe anche fare in modo che si scelga qualcuno che sia accessibile e amichevole. In questo modo, è possibile garantire di essere in grado di lavorare con questa facilmente.

77. Per scattare le foto.

Se ti consideri come un principiante in questo campo, non si deve aver paura di catturare immagini. È ora possibile acquistare una scheda di memoria che può fornire un sacco di spazio per le vostre immagini. Pertanto, si dovrebbe scattare tante volte quanto possibile, meglio è per quando si tratta di imparare.

78. Enfatizzare il soggetto.

Quando si scatta una foto, si dovrebbe enfatizzare il soggetto, per quanto possibile. Quando si controlla la cornice, il soggetto non dovrebbe apparire piccolo in esso. Sfruttate lo zoom della fotocamera, o avvicinarsi al soggetto, in modo da poter riempire l'inquadratura. Quando si fa questo, si dovrebbe anche provare a trovare dei modi per enfatizzare le sue caratteristiche desiderabili.

79. Vedi in anteprima i tuoi scatti.

Per assicurarsi di avere la giusta esposizione nel prendere i colpi, si dovrebbe imparare a vedere in anteprima in modo corretto. Quando si scattano foto sotto il sole, può diventare difficile a causa della luce. Pertanto, si dovrebbe trovare ombra, in modo da essere in grado di vedere chiaramente.

80. Non concentrarsi troppo sui mega pixel.

Quando si ascoltano le persone nel tentativo di fare acquisti per le fotocamere digitali, è possibile spesso chiedono sentirli sui mega pixel dei prodotti. Si consiglia di non focalizzarsi troppo su questo, dal momento che più mega pixel semplici significa che ti dà la possibilità di stampare immagini più grandi senza compromettere la qualità. A meno che non si vende stampe formato poster, non sarà necessario avere la fotocamera con più mega pixel.

81. Batteria di ricambio.

E 'sempre meglio trasportare un numero di batterie aggiuntive sulla vostra borsa. Questo perché, non potreste mai sapere quando un grande momento può accadere e di sicuro non vorreste trovarvi con le batterie scariche. Caricate le batterie di riserva e portatele, in modo che non dovrete rinunciare a possibili unici scatti.

82. Imparare trucchi da altri.

L'apprendimento è una cosa che devi fare quando si tratta di fotografia. Quindi, è sempre meglio essere aperti riguardo nuove tecniche, nuovi metodi, e così via. Tenete a mente che anche i migliori fotografi imparano gli uni dagli altri, quindi, è anche meglio per voi se lo fate.

83. Fai un corso di fotografia.

Come un principiante in fotografia, è necessario trovare il modo di saperne di più. Uno dei quali è quello di prendere un corso di fotografia. Fare un corso ti permette di raccogliere maggiori informazioni sull'argomento. A parte questo, si possono anche imparare alcune tecniche che altri principianti non hanno avuto il vantaggio di conoscere.

84. Provare a scattare in bianco e nero.

Si dovrebbe sempre fare qualcosa di diverso di volta in volta, in modo da poter trovare scatti più interessanti. Un esempio è quello di scattare immagini in bianco e nero. Una delle cose che si possono vedere con scatti in bianco e nero è che, di solito sono molto interessanti, anche se si pensava potessero essere noiosi.

85. Prova a catturare il soggetto decentrato.

Quando si scattano foto, il soggetto si trova spesso al centro. La maggior parte delle foto sono effettivamente più interessanti, dal momento che i loro soggetti vengono catturati dal centro. Perciò, cerca di immaginare il soggetto fuori centro, e vedere la grande differenza per poi capire come inquadrarlo al meglio.

86. Per portare la fotocamera con te.

Se non si vogliono perdere grandi opportunità fotografiche, assicuratevi di portare la macchina fotografica con voi in ogni momento. Questo significa che per portare con voi durante l'autobus, passeggiare al parco, passeggiando per il quartiere, e così via. Se si esegue questa operazione, si sarebbe stupito del numero di foto scattate che sono veramente mozzafiato.

87. Trova il tuo tema.

Ci sono momenti in cui si hanno bisogno di essere ispirato, in modo da avere tale unità da scattare foto bellissime. Tuttavia, è possibile anche aumentare la tua motivazione per venire con un tema che ti piace. Alcuni dei temi che sono abbastanza popolari oggi riguardano bambini che giocano, le condizioni atmosferiche diverse, cani che giocano, e molti altri.

88. Considerate ciò che c'è dietro il soggetto.

Nel prendere le immagini di un soggetto, non si deve dimenticare considerando ciò che è dietro di lui. Il vostro sfondo deve essere qualcosa che non distrae lo spettatore della fotografia. A parte questo, dovrebbe anche far parte del quadro d'insieme o di immagine, che può aiutare a raccontare una storia del luogo o soggetto.

89. Riprendete il soggetto nel proprio ambiente.

Ci sono momenti in cui il soggetto diventa scomodo essendo presso il vostro studio, e, questo si vede in una foto. Quindi, è meglio riprendere il soggetto al suo posto. Ad esempio, invece di lasciare i vostri clienti venire con il loro bambino presso il vostro studio, vacci tu alla loro casa. Lasciate che il bambino sia nel suo ambiente in modo da fargli le foto mente è a suo agio.

90. Considerare l'altezza del soggetto.

Quando si scattano immagini di soggetti che sono più piccole , allora non si devono prendere le immagini al punto di posizione abituale. Si dovrebbe scendere a terra, e catturare momenti allo stesso livello come sono. Questo è applicabile a prendere le immagini di bambini piccoli. A parte questo, si dovrebbe anche prendere atto di questo, quando si riprendono immagini di piccoli animali come cani.

91. Utilizzando luce della finestra.

Se non si dispone di uno studio e si desidera fare uso della luce naturale nel prendere foto del soggetto, non dimenticate che la vostra finestra può essere d'aiuto. Quando la luce dall'esterno passa attraverso una finestra di vetro, diventa effettivamente diffusa. Così, si può semplicemente avere la posizione del soggetto stesso proprio accanto ad esso, in modo da approfittare della luce.

92. Prova a scattare una foto di qualcosa di più piccolo.

Quando si desidera diversificare, si può cercare di scattare la foto di qualcosa di più piccolo. Ciò potrebbe includere le mani di un bambino, i piedi, e così via. Tenete a mente che ci sono un sacco di piccole cose in questo mondo che sono belle, che vale la pena di catturare. Basta tenere un occhio aperto per loro, in modo da essere in grado di trovarli.

93. Movimenti.

Quando si sta tentando di fare una foto di famiglia, una delle cose che possono accadere sono gli ondeggiamenti. Questo è vero, soprattutto quando ci sono un sacco di membri della famiglia. Quindi, è meglio lasciarli stabilirsi prima. A parte questo, si può anche gentilmente informare loro di smettere lo sventolio solo per qualche istante, dal momento che le mani possono coprire i volti degli altri utenti.

94. Considera a che scopo serve la foto.

Per rendere il cliente più soddisfatto con la vostra fotografia, è necessario considerare che le foto stanno per essere utilizzate. Questo è utile a determinare meglio su che tipo di stile si desidera utilizzare la foto. Ad esempio, se si deve scattare una foto ad una coppia che annuncia il matrimonio, allora è meglio farla in orizzontale, in quanto èvin grado di fornire più spazio sul lato per i loro nomi o per il loro messaggio.

95. Senza sole in faccia.

Lasciando il soggetto verso il sole di mezzogiorno non è una buona idea, dal momento che può creare ombre sul suo viso. Per uno scatto a mezzogiorno, è meglio togliere il viso dal sole. Assicurarsi che il viso è esposto correttamente.

96. Utilizzare un accessorio.

Se vedete che il modello sta diventando un po 'a disagio, quello che si può fare è dare un oggetto, come un giocattolo, un fiore, o qualsiasi tipo di piccolo oggetto con cui sfilare. Qualcosa che lo faccia stare tranquillo.

97. Renderlo più interessante.

Immagini interessanti sicuramente afferrano un sacco di attenzione in più. Una delle cose che si possono fare per raggiungere questo è quello di diventare più creativi su come si posiziona il soggetto. Esempi come una donna guardando attraverso una finestra, ponendo un bambino dentro la culla, e così via.

98. Provare diverse illuminazioni.

Cercando sia il tasto di alta e bassa illuminazione è una buona idea. Questo è perché ci sono alcune persone che effettivamente vedono meglio le immagini quando vengono sovraesposte, mentre altri sono gli opposti completi. Quindi, è meglio esplorare ulteriormente questo campo quando si tratta di illuminazione, in modo da poter ottenere il tipo di sensazione che si desidera per le foto.

99. Una ricerca sulla macchina fotografica prima di effettuare l'acquisto.

Prima di acquistare una fotocamera digitale per il vostro hobby ritrovato, si dovrebbe fare la ricerca prima. La ricerca può essere effettuata tramite internet, in cui tutto quello che dovete fare è visitare il sito dei produttori, al fine di raccogliere maggiori dettagli. Si possono anche confrontare dei giudizi per conoscere le esperienze di persone che hanno utilizzato la fotocamera in questione

100. Chiedere ad un fotografo professionista per il feedback.

Se siete principianti e si dispone di un amico che conosce un fotografo professionista, provate a vedere se è possibile incontrarlo. Se è possibile, quindi approfittate del momento, e chiedete un feedback sulle vostre foto. In tal modo, si è in grado di apportare miglioramenti sulle abilità, ascoltando i consigli di un professionista. Potrebbe diventare anche il vostro idolo.

Consiglio Bonus. Impara da altri utenti online.

Imparare di più sulla fotografia può effettivamente essere fatto on-line. Ci sono un sacco di portali web che vengono lanciati. Ci sono anche i forum online, che di solito vengono visitati da entrambi, principianti e professionisti del settore. In pratica ti possono offrire l'opportunità di fare loro domande su cose diverse in materia di fotografia.

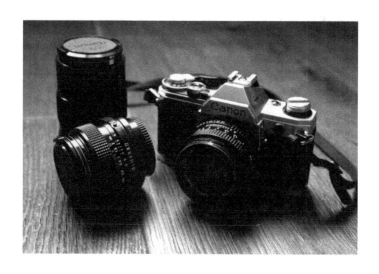

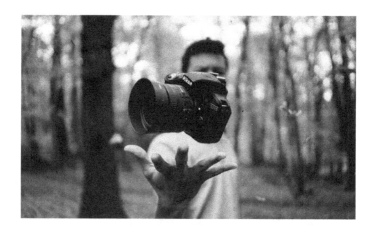

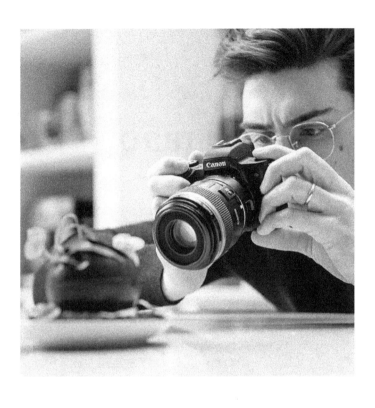

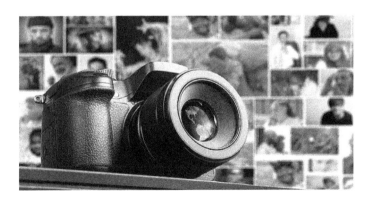

3° LIBRO

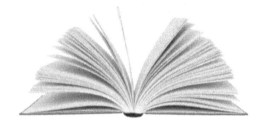

Tutti i Diritti Sono Riservati

100 Consigli Per

Mantenersi In Salute E
Ritrovare La Forma Perfetta !

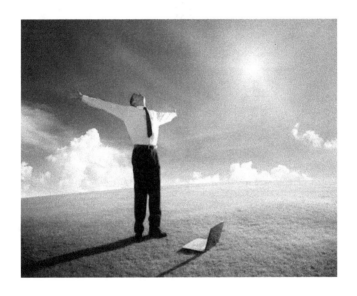

Desideri Mantenere La Tua Bellezza ?

Vuoi Ritrovare Il Benessere Fisico ?

Adori Sentirti In Forma

e Piacere Agli Altri ?

Segui Questi CENTO Consigli !

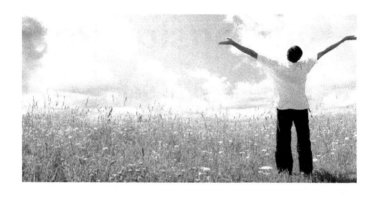

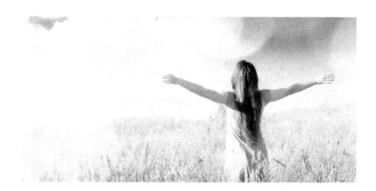

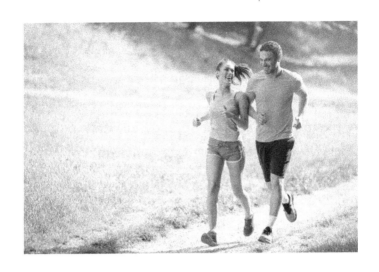

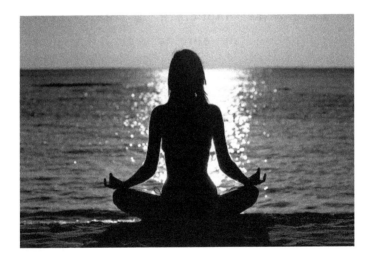

1. Non più cibi raffinati

Uno dei modi migliori per rimanere belli come sempre è quello di evitare di mangiare cibi raffinati o molto elaborati. Tali tipi di alimenti possono togliervi importanti sostanze nutrienti che sono necessarie per il vostro corpo, e che potrebbero rendere la vostra pelle opaca. Oltre a questo, possono anche rendervi stitici.

2. La pratica migliorerà la tua bellezza, considera che l'alimento naturale è il migliore

Mangiare cibi naturali significa non cuocere troppo i vostri pasti. Essi sono ancora pieni di vitamine, enzimi ed altre sostanze nutrienti che possono prendersi cura della vostra pelle e dei capelli. A parte questo, è stato dimostrato che gli alimenti naturali possono rendono meno evidenti le rughe e macchie.

3. La prima cosa da fare la mattina

E 'meglio che quando ti svegli al mattino bevi un bicchiere d'acqua, e mangi un pezzo del tuo frutto preferito, come la banana. Questo farebbe sì che la vostra pelle si adegui all'idratazione, e allo splendore. Inoltre, tale pratica può anche aiutare a mantenere la forma o perdere qualche chilo.

4. Prevenire i capelli grigi

Fare uso di olio per i capelli può aiutare a prevenire i capelli grigi. Tuttavia, per rendere ciò più efficace, è possibile aggiungere qualche goccia di olio essenziale di rosmarino. A parte questo, si può anche mangiare un cucchiaino di curry o salsa piccante, almeno ogni due giorni, dato che ha componenti che possono rinforzare le cellule che formano la pigmentazione dall'interno.

5. Mantenere il vostro smalto

Avere uno smalto che è lucido e brillante offre uno spettacolo bello da vedere. Quindi, è meglio prevenire graffi e sbucciature, applicando uno strato superiore sopra lo smalto. Applicando un rivestimento per proteggere lo smalto, saremmo in grado di estendere la sua bellezza anche per 7 giorni.

6. Cura della pelle mattutina

Una routine di cura della pelle ogni mattina può aiutare molto a mantenere la vostra bellezza. Una routine tipica che è possibile seguire comporterebbe la rimozione di tutto lo sporco dalla pelle con l'uso di una crema e risciacquo con acqua. Applicare una crema idratante leggera, e, applicare una piccola quantità di cipria per controllare l'accumulo di olio.

7. Usare una crema per la pulizia della pelle

Pulire la pelle in un modo regolare è essenziale per mantenere la sua bellezza. Tuttavia, è meglio fare uso di crema detergente per fare questo, dal momento che non porterà via l'olio naturale dalla vostra pelle, che lo protegge. Non utilizzare tutto ciò che può seccare la pelle, dal momento che può diventare incline a batteri e portare danni alla cellula.

8. Utilizzare acqua di rose come toner

Usare acqua di rose come toner offre un sacco di vantaggi. Oltre a rendere raggiante la tua pelle, l'acqua di rose in realtà contiene sostanze che possono anche mantenere l'umidità della pelle. Inoltre, è anche una buona soluzione che è possibile utilizzare se hai la pelle allergica o per il trattamento di scottature.

9. Ottenere abbastanza sonno

Ottenere abbastanza pause è una delle cose più importanti da fare, quando si tratta di mantenere la vostra bellezza. È necessario avere almeno 7 o 8 ore di sonno ogni notte, e, è meglio andare a letto già entro il 10 di sera, in modo da massimizzare i benefici dal vostro "sonno" di bellezza.

10. Bere quantità sufficiente di acqua

Per mantenere la tua bellezza, è necessario disporre di una pelle che ha una buona umidità. A tal fine, è necessario bere almeno 8 bicchieri di acqua ogni giorno. Oltre a scovare le tossine nocive dal corpo, può anche liberarsi del calore in eccesso. Inoltre, quantità sufficiente di acqua può anche aiutare a mantenere forma, e prevenire la stitichezza.

11. Bere latte ogni giorno

Il latte alimentare è una delle cose migliori per mantenere la vostra bellezza. Quando si beve latte ogni giorno, si fornisce il corpo di sostanze nutritive essenziali per rafforzare i capelli e le ossa. A parte questo, può anche dare alla vostra pelle un aspetto più giovane, migliorare la vostra salute e l'aspetto dei vostri occhi.

12. Refrigerare toner e le acque floreali durante il periodo estivo

Toner e acqua floreale possono aiutare a rinfrescarsi, specialmente durante i mesi più caldi. Quindi, è meglio che custodirli all'interno del frigorifero durante i mesi estivi, in modo che si possono usare a freddo. Per sentirsi riposati, è sempre possibile spruzzarli sul viso.

13. Evitare brufoli

Avere un sacco di brufoli sul viso possono influenzare la vostra bellezza. Essi tendono a moltiplicarsi. Si può diffondere ulteriormente l'infezione. A parte questo, possono anche danneggiare il tessuto della pelle intorno al brufolo.

14. Esfoliare le mani ogni settimana

Avere le mani morbide e liscie sarebbe sicuramente un aggiunta per l'immagine già bella. Per ottenere questo, si dovrebbe esfoliare le mani una volta alla settimana, con l'uso di un liquido esfoliante naturale. Usalo in leggeri movimenti circolari, in modo da massaggiare delicatamente la pelle.

15. Sistemate le vostre unghie gialle

Le unghie gialle non sono qualcosa per cui esserne orgogliosi. Quindi, se le avete, tutto quello che dovete fare è mescolare il succo di limone e petali di rosa in una ciotola di acqua pulita, e immergere le mani in esso. Dopo questo processo, applicare una lozione idratante per migliorare i risultati.

16. Sostituire caramelle e cioccolatini con frutta fresca

Una delle molte debolezze di alcune persone sono i dolci, che possono influenzare la bellezza. Invece di mangiare caramelle, e altri alimenti che sono pieni di zucchero, si dovrebbe mangiare frutta fresca. Gli alimenti che hanno un elevato contenuto di zuccheri possono allargare i pori, a parte il fatto che possono farvi ingrassare.

17. Avere trattamento del viso una volta al mese

La cura del viso ogni mese, è in grado di fornire un sacco di vantaggi. Alcuni dei quali dovrebbero includere recupero di collagene ed elastina, migliorare la circolazione dei vasi sanguigni, anche il vostro colore della pelle, migliorare l'idratazione e migliorare il tono della pelle. Si può anche rendere la pelle morbida e radiosa.

18. Mantenete il vostro trucco semplice e leggero ogni giorno

E 'sempre meglio di mostrare alla gente la vostra naturale bellezza. È possibile raggiungere questo obiettivo mantenendo il trucco più semplice e illuminarlo ogni giorno di luce naturale.Quando si fa questo, si dovrebbe anche evitare danni alla pelle, che è uno degli effetti di usare il trucco pesante su base regolare.

19. Utilizzare burro cacao per le labbra

Tenere presente che il mantenimento della condizione delle labbra può anche migliorare la vostra bellezza. Per fare questo, è sempre meglio portare un burro cacao per le labbra ovunque tu vada. Il burro cacao può impedire che le tue labbra si secchino. Quindi, è uno dei modi migliori per prevenire o curare le screpolature delle labbra. Con il giusto tipo di burro cacao per le, si possono anche ammorbidire le labbra.

20. Siate premurosi con la pelle vicino agli occhi

La pelle sotto i vostri occhi è una delle parti più sensibili del vostro corpo. Quindi, è meglio fare attenzione. Non si dovrebbe tirare o allungare questa parte di pelle, potrebbe apparire rugosa o molle in pochissimo tempo.

21. Siate consapevoli del vostro peso

Una delle tante cose che possono influenzare la bellezza è il vostro peso. Quindi, attenzione. Sia che si prende o si perde troppo peso, potreste iniziare ad avere problemi ad indossare correttamente i vostri vestiti. Quindi, è meglio mantenere il vostro peso a un livello ideale, in modo da farlo apparire in forma e sano per tutto il tempo.

22. Non visitare la cucina troppo spesso

Se si vogliono evitare infezioni, si dovrebbe evitare di andare in cucina, soprattutto quando qualcuno sta cucinando. È necessario tenere a mente che vi è olio incerto nella vostra cucina, quando viene riscaldato. Pertanto, si dovrebbe evitare di accumulare in corpo ciò non è sano.

23. Ridurre al minimo lo stress

Quando sei stressato, in realtà lo mostri sui tuoi occhi, l'espressione del tuo viso, così come la pelle. In effetti, lo stress può anche causare brufoli. Pertanto, si dovrebbe ridurre al minimo lo stress per quanto possibile. Potete farlo prendendo respiri profondi ogni volta che si incontrano situazioni di stress. A parte questo, è anche meglio seguire altre pratiche sane.

24. Evitare cibi oleosi

Quando si mangiano cibi che sono pieni di olio, vi è un aumento di peso. L'aumento di peso può alterare la figura, a parte il fatto che si può mettere a rischio il corpo per una serie di malattie. Inoltre, gli alimenti oleosi sono anche una delle principali cause di brufoli.

25. Tenere le mani fuori della vostra faccia

Se si vogliono evitare i brufoli, allora si dovrebbero tenere le mani fuori della vostra faccia. È necessario ricordare che c'è sempre la tendenza per le vostre mani per toccare certe cose, che possono contenere sporco e batteri. Quando si tocca il volto, lo si può irritare. Quindi, tocca il tuo viso solo quando è necessario, e solo con una mano pulita.

26. Tenersi lontano dal sole

esporsi al sole può irritare la pelle, che può portare ad avere brufoli. A parte questo, può anche rendere la pelle secca. Pertanto, è meglio rimanere in ombra nella maggior parte della giornata. Se avete veramente bisogno di uscire, allora è meglio fare uso di una crema solare di qualità.

27. Fatti aiutare sei hai un' acne severa

Ci sono momenti in cui l'acne può attaccare senza preavviso. Se avete l'acne grave, non si deve esitare a chiedere aiuto per questo. Visitare un dermatologo al più presto, in modo che si possa finalmente porre fine ad essa, e vivere una vita sana ed una pelle pulita.

28. Provare un prodotto alla volta

Per curare l'acne o di qualsiasi altri disturbi alla pelle, si può avere la tendenza a fare uso di diversi tipi di prodotti tutti in una volta. Invece di fare questo, si dovrebbe provare un prodotto alla volta, in modo da dare una possibilità di lavorare. A parte questo, è meglio concentrarsi su un prodotto affidabile, alcuni prodotti possono irritare ulteriormente la pelle.

29. Indossare gli abiti giusti

Dovete tenere a mente che il modo di vestirsi può avere un impatto enorme sul modo di essere visti. Pertanto, assicurarsi di indossare vestiti adatti alla vostra bellezza. A parte questo, si dovrebbe anche indossare abbigliamento comodo, in modo da essere in grado di muoversi liberamente, e di essere se stessi.

30. Siate consapevoli di quello che si applica sui capelli

Quando si applicano certe cose sui vostri capelli, come gel, lacca o mousse, si dovrebbe fare con parsimonia. Questo perché, utilizzandolo eccessivamente,il prodotto, può irritare il cuoio capelluto. A parte questo, se avete i capelli lunghi, e si sfrega continuamente contro il viso, allora può anche essere la causa principale per avere l'acne.

31. Cambia il tuo beauty routine per l'estate e la primavera

Essere belli significa che state portando i giusti tipi di abbigliamento per la stagione giusta. Pertanto, è necessario acquisire familiarità delle tendenze di abbigliamento per diverse stagioni. A parte che, a differenza dell'estate, durante la stagione primaverile, la tua pelle ha bisogno di meno la copertura, quindi, è meglio indossare il trucco più leggero per quel periodo dell'anno.

32. Applicare olio di avocado o di cocco sui capelli durante l'inverno

Durante i mesi invernali, a causa del troppo freddo, bisogna tenere i capelli asciutti. A parte questo, possono anche diventare fragili, ed avere doppie punte. Quindi, è meglio applicare l'olio di avocado o di cocco su di essi, in modo da poter garantire una buona umidità.

33. Controlla il tuo kit per il trucco di ogni anno

Ogni anno, si dovrebbe aprire e controllare il vostro kit per il trucco. Tirate fuori tutte le cose in esso contenute, in modo da vedere ogni articolo che avete. Controllare correttamente quello che è da conservare o da buttare via, elementi che stanno per scadere ecc.., e acquistare quelli più nuovi per utilizzare per l'anno successivo.

34. Prenditi cura delle tue spazzole per capelli

È necessario pulire le spazzole per capelli in maniera regolare, al fine di mantenere la salute dei vostri capelli. Tenete a mente che ogni volta che si utilizza la spazzola per capelli, mentre si è fuori, o dopo essere andato fuori, si accumula polvere o sporcizia. Pertanto, se non lo pulite, potreste ritrovare la polvere che si è raccolta quando la si è utilizzata dopo la doccia, dato che i vostri capelli erano bagnati.

35. Evitare di lavare o lavarsi i capelli tutti i giorni

anche se lavare i capelli e lo shampoo ogni giorno vuol dire avere un buon odore, ciò non può essere buono per il vostro cuoio capelluto. Shampoo, lavaggio frequente e asciugare ogni giorno i capelli, essi appaiono anche secchi, e potrebbero anche portare alla forfora.

36. Tagliate i capelli ogni 6 a 8 settimane

E' sempre una buona idea per tagliare i capelli in maniera regolare, come ogni mese, o almeno ogni 6 a 8 settimane. Il taglio è in grado di assicurare una corretta crescita dei capelli. In questo modo, può aumentare la sua lucentezza, a parte evitare il verificarsi di doppie punte.

37. Come condizionare i capelli grassi correttamente

Quando si applica un balsamo per i capelli grassi, è meglio evitare di applicare direttamente alle sue radici. Questo perché, può rendere i vostri capelli unti più grassi. Quindi, è meglio applicare condizionatore intorno al punto in cui i capelli si incontrano con le orecchie.

38. Evitare shampoo o prodotti per i capelli che sono pieni di solfati

E 'sempre meglio controllare sull'etichetta dello shampoo che si sta per acquistare dal negozio di alimentari. In questo modo, si può evitare di comprare prodotti che sono pieni di solfati. I Solfati possono fare male ai vostri capelli.

39. Fare l'abitudine di rimuovere il trucco prima di coricarsi

Ogni volta che andate alle feste, e vi ritrovate troppo stanchi per rimuovere il trucco prima di dormire, allora è meglio non applicare il trucco. Lasciando il trucco sulla pelle esso si asciuga. A parte questo, può anche irritare, che può portare a brufoli.

40. Togliere la pelle morta con l'uso di un prodotto esfoliante

La pelle morta può causare irritazione o prosciugamento. Pertanto, è meglio rimuoverla, con l'uso di un prodotto esfoliante. Basta limitare il processo per 2 o 3 volte in una settimana, però, attenzione ad alcuni prodotti esfolianti che possono anche contenere sostanze che possono seccare la pelle.

41. Imparare a fare durare i ricci più a lungo

Se vi piace il vostro arricciare dei capelli, assicurarsi che i vostri capelli siano già asciutti quando si sta per avviare il processo. Non utilizzare il ferro arricciante per troppo tempo però, dal momento che può seccare i capelli.

42. Evitare le sostanze allergeniche per evitare antistaminici

Se siete allergici al fondamento, allora non dovreste usarle pesantemente durante i periodi di allergia. È necessario tenere a mente che quando si hanno reazioni allergiche, è necessario prendere antistaminici per ottenere il controllo su di esse. Gli antistaminici possono realmente seccare la pelle, quindi è meglio evitare elementi allergenici.

43. Utilizzo di panni assorbenti al fine di gestire l'accumulo di olio

Per evitare di accumulare troppo olio sul viso, utilizzare carta di qualità assorbente per gestirlo. Oltre ad essere efficaci nel gestire l'accumulo di olio, la carta assorbente può anche aiutare a ripulire la pelle intorno agli occhi.

44. Riapplicare filtri solari ogni due o tre ore

Quando si acquistano creme solari è meglio applicarli ogni 2 ore, specialmente se avete intenzione di rimanere esposti alla luce solare per tutto il giorno.

45. Prenditi cura del brufolo velocemente con olio di tea tree

Un buon modo per prendersi cura dei brufoli è quello di applicare olio dell'albero del tè. Esso contiene in realtà i componenti, che possono accelerare la guarigione. Applicando l'olio eviti anche di fare vedere i punti neri.

46. Come evitare un mascara traballante

Utilizzare un mascara traballante non è bello. Per evitare questo, si dovrebbe usare un mascara che avete appena acquistato di recente, quello troppo vecchio rischia di essere friabile. A parte l'acquisto di uno nuovo, assicuratevi di chiuderlo dopo l'uso, in modo da mantenere la sua umidità.

47. Cosa fare prima di asciugare i capelli

Per garantire la bellezza dei vostri capelli, si dovrebbe applicare una piccola quantità di gel. In tal modo, è come alzare i capelli in una certa misura per dare il look che si desidera. Mettere l'asciugacapelli a medio livello però, in modo che non si secchino troppo i capelli.

48. Se hai i capelli ricci, utilizzare le dita per spazzolarli

Questa è una delle cose migliori che potete fare per ottenere un look spettinato per i vostri capelli ricci. Inoltre rendono i vostri ricci più voluminosi.

49. Misurare due dita dal naso quando si desidera applicare il blush on

Nell'applicare il blush è meglio tenere intorno due dita dal naso. Questo per garantire che le vostre guance ottengano il colore giusto. A parte questo, serve anche ad accentuare altre caratteristiche desiderabili che avete.

50. Utilizzare un trattamento di condizionamento per evitare che il colore dei capelli sbiadisca

Una delle cose che non si vuole che accada è quella di vedere il colore dei capelli dissolversi troppo in fretta, soprattutto nei mesi estivi. Per garantire che questo non accada, fare uso di un trattamento di condizionamento dopo aver tinto i capelli. Fatelo ogni settimana o almeno ogni due mesi per garantire che essa prende effetto.

51. Mantenete il vostro trucco a livelli minimi durante i mesi estivi

Durante i mesi estivi, anche se è meglio mettere più copertura sulla pelle, è ancora meglio tenere il trucco a livelli minimi. Fare in questo modo dovrebbe garantire che la vostra pelle non si irriti facilmente. A parte questo, sarebbe anche migliorare il vostro aspetto quando c'è il sole fuori.

52. Tenete gli occhi rilassati

Tenere gli occhi rilassati, soprattutto durante i mesi più caldi; possono avere un sacco di effetti positivi sulla tua bellezza. Si ottiene sollievo dallo stress, oltre a prendersi cura delle occhiaie. A tal fine, si possono usare dei tamponi di cotone immersi in succo di cetriolo e messo sui vostri occhi.

53. Scegliere il giusto tipo di rossetto per abbinare i vostri capelli, occhi e pelle

Scegliere la giusta tonalità di rossetto. Pertanto, la selezione deve essere fatta correttamente, senò può comportare una serie di fastidi ed errori. Avere una persona che vi accompagni ad acquistare il rossetto, in modo da ricevere consigli.

54. Come far rivivere i riccioli durante la giornata

Se amate avere ricci, e si vuole farli durare più a lungo, la buona notizia è che, si può fare qualcosa per farli rivivere. Quello che si può fare è di fare uso di pomate e applicarle sui capelli con l'uso dei vostri palmi. Agitarli solo un po ', al fine di ottenere gli effetti desiderati.

55. Come usare correttamente una piastra per raddrizzare i capelli

Con la piastra è necessario tenere a mente che si avvale del calore per raddrizzare i capelli. Così, più si usa, più dannosa può essere per i vostri capelli. ' meglio asciugare all'aria i capelli prima, prima di fare uso della piastra per capelli. Sarete in grado di minimizzare l'esposizione dei capelli al calore in questo modo.

56. Prendere un integratore vitaminico che contiene biotina

L'assunzione di un integratore vitaminico migliorerà la vostra salute, così come la bellezza dei vostri capelli. Tuttavia, se si deve prendere qualcosa che può migliorare la crescita dei capelli, è meglio scegliere quello che contiene biotina. La biotina aiuta la crescita dei capelli più rapida e più sana.

57. Come coprire le doppie punte in modo efficace

Se siete già sulla buona strada per una festa, quando ti trovi con le doppie punte, c'è qualcosa che puoi fare per nasconderle. Tutto quello che devi fare è quello di raddrizzare le estremità con una piastra, e applicare una crema per capelli. Non dimenticate che il taglio delle estremità è anche un'altra soluzione che si può considerare.

58. Come scegliere il giusto tipo di fondotinta

La scelta della giusta tonalità di fondotinta può essere difficile per alcune donne. Tutto quello che effettivamente bisogno di fare è semplicemente scegliere uno che ha una tonalità, più vicino al tuo colore. Per assicurarsi che così sia, si può sempre applicare un po 'sulla linea della mascella, e confrontarla con il colore del collo. Ciò vi fornirà la guida di cui avrete bisogno, se è necessario scegliere quelli più leggeri o più scuri.

59. Come prevenire funghi ai piedi

Infezioni da funghi sui piedi della gente, il cattivo odore, può essere abbastanza comune durante il periodo estivo. Questo perché il calore fa sudare i piedi. Per garantire che ciò non accada, si consiglia di lavare i piedi naturalmente, ed assicurarsi che siano realmente asciutti prima di indossare le scarpe. Potrebbe anche essere meglio indossare scarpe aperte.

60. Come scegliere correttamente prodotti di bellezza biologici

E 'una buona idea l'acquisto di prodotti di bellezza biologici, dal momento che non vengono caricati con sostanze chimiche tossiche. Tuttavia, è necessario anche fare in modo che il prodotto che si sta acquistando è veramente organico. Per non sbagliare, scegliete solo quelli che sono certificati da un ente governativo, come biologici puri.

61. Cosa fare dopo l'utilizzo di una maschera di condizionamento dei capelli?

Quando si fanno uso di una maschera di condizionamento dei capelli, si può effettivamente aprire le pellicine dei capelli. Per assicurarsi che le cuticole dei capelli sono chiusi dopo aver utilizzato la maschera, tutto quello che dovete fare è di applicare un risciacquo con acqua fredda. L'acqua fredda può effettivamente chiudere i pori della pelle, così come le cuticole dei capelli.

62. Fare uso di shampoo chiarificatore per mantenere la salute dei vostri capelli e del cuoio capelluto

Non è raro per una donna fare uso di alcuni prodotti per la cura dei capelli per tutta la settimana, specialmente quando si riportano dal lavoro o dal partecipare alle feste. A causa di ciò, questi prodotti possono lasciare alcune sostanze chimiche sui vostri capelli e cuoio capelluto, che si può eventualmente danneggiare. Per cancellare tali sostanze, fare uso di uno shampoo chiarificatore alla fine della settimana.

63. Cosa fare con un' unghia rotta

Se lo smalto è stato scheggiato, se avete ancora tempo, potete sempre visitare il salone per farlo riparare. Poiché vi sono gli esperti si può affidare lo smalto a loro. Tuttavia, se non avete tempo per questo, si può effettivamente aggiungere uno smalto su di esso, per nascondere la parte rovinata al pubblico.

64. Come prevenire le occhiaie

Quando l'area appena sotto i vostri occhi apparirà gonfia, non si può decidere di non uscire con gli amici per questa causa. Tuttavia, per assicurarsi che non accada di nuovo, fare in modo che quella zona sia sempre ben idratata, e non spesso disturbata. A parte che si possono prevenire dormendo di più.

65. Esfoliare i peli incarniti

Avere i peli incarniti non è solo brutto, ma può anche essere doloroso. Per risolvere il problema, si può effettivamente esfoliare, in modo da essere in grado di rimuovere le cellule morte. La cosa migliore è che potrebbe anche aiutare i pei incarniti a non ricrescere.

66. Quando applicare creme

Le creme possono aiutare a fornire l'umidità necessaria per la vostra pelle. Tuttavia, è meglio applicarle dopo la doccia. Questo perché la doccia può effettivamente lavare via l'olio naturale dalla vostra pelle. Pertanto, quando si applica la crema, può aiutare la vostra pelle a recuperare di nuovo il suo olio naturale e umidità.

67. Come mantenere il colore dei capelli tanto voluminoso quanto possibile

Ottenere un nuovo colore di capelli può essere costoso al giorno d'oggi. Pertanto, è preferibile mantenere ill colore dei capelli più a lungo possibile. A tal fine, si può semplicemente fare uso di shampoo e balsami, che sono fatti per capelli che sono stati colorati. Basta fare in modo di scegliere prodotti di qualità, in modo da trarne beneficio.

68. Usa un correttore per nascondere le imperfezioni

Ogni volta che hai un brufolo che si desidera nascondere, si può sempre fare uso di un correttore per esso. Oltre a brufoli, però, si può anche fare uso di esso per eventuali inestetismi della pelle. Basta scegliere un correttore di marca, in modo da essere certi della sua efficacia.

69. Detergenti sul viso meglio dei saponi

Quando si tratta di prendersi cura del vostro viso, è meglio utilizzare detergenti per esso. Detergenti sono in realtà più delicati per la pelle, e possono prevenire sfoghi. Quindi, se si desidera avere una pelle più sana, utilizzare detergenti per il viso, e sapone invece per il corpo.

70. Indossare occhiali da sole per prevenire le rughe sul tuo viso

Se pensate di stare esposti al sole per le maggior parte della giornata, allora meglio indossare occhiali da sole. Un buon paio di occhiali da sole non vuol dire solo prendersi cura dei vostri occhi, ma può anche prevenire le rughe. Questo perché, senza di essi, si andrebbe socchiudendo gli occhi, il che causa le rughe.

71. Come rimuovere correttamente i punti neri

I punti neri sono antiestetici, è una buona idea sbarazzarsi di loro. È necessario fare in modo però di farlo correttamente con le strisce. Pizzicare, o stringere la pelle per rimuovere i punti neri, sarebbe solo irritare quella parte del viso, che può rendere appaiono di colore rosso, o causa brufoli.

72. Non dimenticare di pulire le orecchie in maniera regolare

E 'sempre meglio mantenere anche la pulizia delle vostre orecchie. Tuttavia, non dovete farlo su una base quotidiana, dal momento che può irritare i vostri timpani, ogni volta che si utilizza il cotonfiocco. Basta farlo ogni 3 giorni, dopo la doccia, per rimuovere il cerume.

73. Evitare prodotti per la pelle che contengono grandi quantità di alcol

Quando si fa uso di alcuni prodotti per la pelle, per il viso, le mani o le gambe, evitare di utilizzare quelli che contengono grandi quantità di alcol. Questo perché l'alcol può seccare la pelle, e farlo sembrare noioso. Pertanto, quando si acquistano tali prodotti, assicuratevi di controllare le etichette prima di comprarli.

74. L'applicazione di dentifricio sui tuoi brufoli

Quando si hanno i brufoli, uno dei migliori rimedi per essi è infatti quello di applicare il dentifricio. Basta fare in modo che il dentifricio non sia molto forte. Il dentifricio può seccare il brufolo, è per questo che ci si può sbarazzare di esso.

75. Andare dal dentista regolarmente per avere un grande sorriso

Avere un grande sorriso è uno degli elementi essenziali da fare vedere. Pertanto, vi consigliamo di visitare il vostro dentista regolarmente, al fine di mantenere in modo efficace la salute dei vostri denti. A parte che, se c'è qualcosa che deve essere fatto, il dentista ve lo deve dire subito.

76. Applicare lo sbiancamento dei denti per migliorare il colore dei vostri denti

In realtà ci sono un sacco di prodotti di oggi, di cui si può usufruire per migliorare il colore dei vostri denti. Alcuni di questi prodotti sbiancanti sono in forma di dentifrici, mentre altri sono in strisce. A parte questo, ci sono anche altre procedure, che possono fornire i risultati in modo più veloce.

77. Usare spazzolino e filo interdentale regolarmente per mantenere la salute del dente

Quando ti lavi i denti, devi eliminare le particelle di cibo, che possono causarne la decadenza. Tuttavia, spazzolare può non essere sufficiente, quindi, è meglio usare anche filo interdentale regolarmente.

78. Utilizzare prodotti di capelli naturali per mantenere la pienezza dei tuoi capelli

Ci sono un sacco di prodotti per capelli naturali, che oggi può aiutare a mantenere la pienezza dei tuoi capelli. Alcuni di loro sono pieni di olio di cocco, mentre altri con Aloe Vera. Tenete a mente però, che si può anche avere una propria pianta di Aloe Vera in casa tua, in modo da poterla usare semplicemente, invece di acquistare prodotti per la cura dei capelli.

79. Chiedete un trattamento di olio caldo

Se si ottiene un taglio di capelli ogni tanto o no, è meglio passare attraverso un trattamento olio caldo. L' olio caldo può effettivamente migliorare la pienezza dei tuoi capelli. A parte questo, può anche prevenire la forfora, e mantenere l'umidità il cuoio capelluto.

80. Non sostituire mai il phon per lo shampoo

Alcune persone pensano che l'uso del primo può essere più vantaggioso rispetto all'utilizzo di uno shampoo. Al contrario, in realtà è il contrario, dato che chi utilizza il phon senza shampoo prima, può rendere troppo grassi i capelli. Così, un phon non dovrebbe essere considerata come alternativa alla shampoo.

81. Non fare lo shampoo ai capelli per più di una volta in un giorno

Alcune persone pensano che più i capelli sono puliti, meglio è. Ciò non è realmente una buona pratica, dal momento che poi dovrete asciugare i vostri capelli e il cuoio capelluto. Quando ciò accade, i capelli sarebbero monotoni, e potrebbe anche scatenare forfora.

82. Non essere titubanti nel cambiare la vostra acconciatura di volta in volta

Cambiare la pettinatura di volta in volta è effettivamente buono, in quanto dà alle persone un pezzo di voi sconosciuto. A parte questo, sarebbe anche dare la possibilità di identificare veramente il tipo di acconciatura che si adatti meglio, in termini di comfort ed estetica.

83. Utilizzare alcune tinture per capelli se i vostri capelli sono sempre grigi

Se i vostri capelli sono sempre grigi, non c'è bisogno di vergognarsi a tingerli. La tintura dei capelli ti fa sembrare più giovane. Tuttavia, si dovrebbe scegliere qualcosa che non sia troppo rude. A parte questo, dopo aver applicato la tintura per capelli, si dovrebbe applicare il phon, per contribuire a rendere per l'umidità persa e l'olio.

84. Togliere mousse, gel, prodotti per i capelli o di qualsiasi altro prima di andare a letto

E' sempre meglio rimuovere qualsiasi tipo di prodotto per capelli che avete applicato. Questo perché mousse, gel, o qualsiasi altro materiale che si utilizza per designare i vostri capelli, possono portre il vostro cuoio capelluto ad irritazioni una volta a letto. A parte questo, possono anche causare brufoli.

85. Tagliare le unghie in maniera regolare - Il taglio delle unghie non è positivo solo per l'igiene, ma anche per la tua bellezza. Tuttavia, è meglio tagliarle in lunghezze costanti. A parte questo, assicurarsi di sapere la forma corretta, in modo da essere alla moda.

86. Indossare guanti in inverno

Nei mesi più freddi, si può vedere che le mani sono secche e ruvide. Per evitare che le mani siano allora secche e callose, si devono indossare i guanti, appena usciti di casa. A parte questo, si può anche immergere le mani in acqua tiepida con olio d'oliva per 5 minuti.

87. Indossare sempre calze pulite

Quando si indossano calzini, è meglio che assicurarsi che siano puliti. Indossare calzini sporchi non è uno spettacolo bello da vedere. A parte questo, possono anche rendere i piedi sporchi. Inoltre, i calzini sporchi possono anche innescare cattivo odore ai piedi.

88. Scegliere i vestiti che si adattano comodamente

Indossare abiti che sono o troppo stretti o troppo larghi non è una buona idea. Può far sentire a disagio e influenzare il modo in cui vi muovete. Così, prima di uscire di casa, assicurarsi di indossare qualcosa che si adatta perfettamente voi.

89. Lavare i vestiti, ma fatelo con attenzione

Lavare i vestiti dopo aver indossati dovrebbe essere fatto, non solo per l'igiene, ma anche per garantire che siano mantenuti bene. Tuttavia, è meglio controllare il tipo di materiale, in modo che è possibile applicare il giusto tipo di lavaggio.

90. Scegli il vestito o le camicie in pan-dan con il tono della pelle

L' uso di abiti o camicie che hanno colori, che lusingano il tono della pelle. Ad esempio, se avete la pelle chiara, allora non può essere una buona idea di indossare un vestito tutto nero. A parte questo, quando si combinano certi colori, si dovrebbe anche fare in modo che tutti si sposino perfettamente.

91. Evidenziare il colore dei tuoi occhi indossando il giusto colore di camicie

Non dimenticare che puoi anche prendere in considerazione i vostri occhi come un fattore, quando si tratta di scegliere il colore che si desidera indossare. Ad esempio, se avete gli occhi azzurri, quindi indossare qualcosa di blu, può essere la tua camicia, pantaloni, o calzini, sicuramente li evidenzia.

92. Se si desidera avere un cane, scegliere uno che non lasci fuori il pelo troppo

Molte persone sono allergiche al pelo di animale, e se siete una di loro, allora è meglio scegliere un animale domestico che non lasci pelo. È inoltre un problema anche per i vestiti che vedrete colmi di pelo.

93. Utilizzare prodotti anti-invecchiamento, ma scegliere con attenzione

Ci sono un sacco di prodotti anti-invecchiamento della pelle di cura che sono disponibili oggi sul mercato. Il loro utilizzo potrebbe prevenire le rughe, macchie, e così via. Tuttavia, assicurarsi di scegliere prodotti di qualità, in modo da avere la certezza della loro efficacia così come la vostra sicurezza.

94. Prevenire l'alito cattivo partendo da ciò che si mangia

Tenete a mente che ci sono alcuni prodotti alimentari, che possono causare a qualcuno di avere l'alito cattivo, come le cipolle e l'aglio. A parte l'alito cattivo, possono anche avere degli effetti negativi sul vostro odore del corpo, e gas. Quindi, è meglio mangiare questi cibi solo quando si è procinti a rimanere a casa.

95. Esercizio

Uno dei modi migliori per prevenire l'aumentare di peso è quello di fare abbastanza esercizi. Tuttavia, non è necessario fare quelli faticose. Basta fare regolari procedure cardiovascolari sarebbe già un grande aiuto, come il nuoto, jogging, mountain bike, e camminare. Basta poi combinarli con un programma di dieta efficace, in modo da poter raggiungere i vostri obiettivi.

96. Mangiare molta frutta e verdura fresca

Mangiare molta frutta e verdura fresca dovrebbe garantire la vostra pelle idratata. A parte questo, dal momento che sono pieni di fibre che fanno bene alla dieta, si può anche mantenere il peso in modo più efficace. Le fibre possono effettivamente sopprimere l'appetito in modo naturale, e possono anche aiutare il corpo a scovare le tossine nocive.

97. Mangiare più volte al giorno, ma in piccole quantità

Se davvero hai bisogno di perdere peso, invece di mangiare solo 3 volte in giorno, aumenta fino a 5 volte, ma essendo consapevole delle porzioni. Mangiare più volte può effettivamente aumentare il vostro metabolismo, che si facilita a bruciare grassi e calorie. È necessario assicurarsi di mangiare minori quantità di alimenti, però, in modo da non aumentare di peso.

98. Aumenta le tue attività quotidiane fisiche per perdere peso

Se non si vuole fare esercizi, ma avete bisogno di perdere peso, in realtà vi sono altre cose che potete fare per raggiungere il tuo obiettivo. Oltre a dieta, si può perdere peso aumentando le vostre attività fisiche quotidiane. Tali attività possono essere anche camminare verso il negozio di alimentari, parcheggiare l'auto ad isolati di distanza dal proprio ufficio, utilizzando le scale invece dell'ascensore, e così via.

99. Seguire una dieta sana

Avere una dieta sana significa che si dovrebbe fornire il vostro corpo delle sostanze nutritive di cui ha bisogno, come proteine, carboidrati, vitamine e minerali. Quando si dispone di adeguate quantità di questi nutrienti, si è in grado di mantenere una pelle più luminosa, figura del corpo migliore, e più sani i capelli.

100. Mangiare lentamente

Quando si mangia in un ritmo più lento, si finisce con minori quantità di cibo nello stomaco. Questo perché, il tuo corpo ha preso una certa quantità di tempo per inviare un segnale al cervello che è già pieno. Così, quando si mangia lentamente, ci sarebbe già la sensazione che si è già soddisfatti, anche se non è stata consumata la solita quantità di alimenti che mangiamo di solito.

Consiglio Bonus. Non morire di fame per perdere peso

Ci sono alcuni programmi di dieta che sono abbastanza restrittivi, in cui ti fanno morire di fame per raggiungere i vostri obiettivi. Quando muori di fame, come andare in digiuno, il corpo ne risente, e vi sentirete più deboli. Non fare diete troppo strette! Rivolgiti ad un nutrizionista serio e fatti compilare un programma adeguato al tuo organismo! Ne guadagnerai sia in salue che in ambito psicologico...

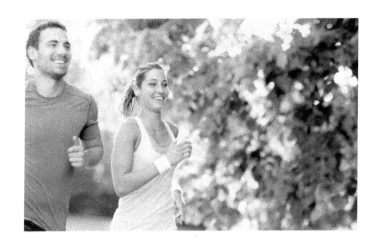

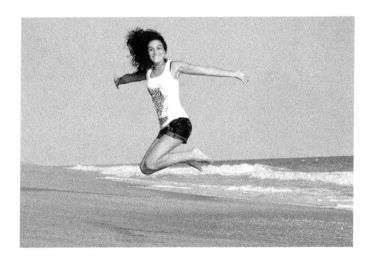

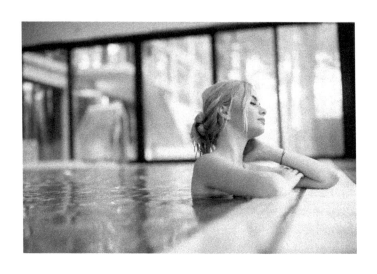

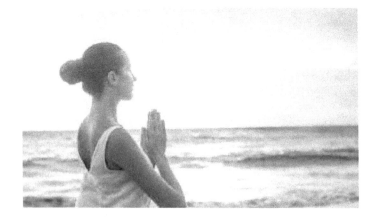

SIAMO ARRIVATI ALLA CONCLUSIONE

Ti Ringraziamo Per Aver Visionato

Questi 3 Libretti In 1 !

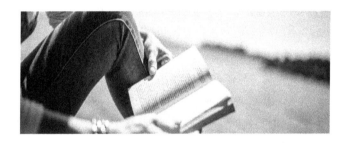

Nonostante Il Piccolo Formato

(Tascabile), Ci Auguriamo Che

Ti Sia Stato D'Aiuto.

Un Saluto... :)

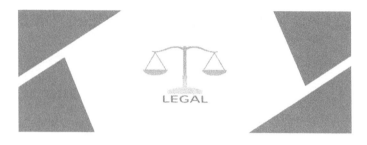

LEGAL

The information in the following pages is broadly considered a truthful and accurate account of facts and as such, any inattention, use, or misuse of the information in question by the reader will render any resulting actions solely under their purview. There are no scenarios in which the publisher or the original author of this work can be in any fashion deemed liable for any hardship or damages that may befall them after undertaking information described herein.

Additionally, the information in the following pages is intended only for informational purposes and should thus be thought of as universal. As befitting its nature, it is presented without assurance regarding its prolonged validity or interim quality. Trademarks that are mentioned are done without written consent and can in no way be considered an endorsement from the trademark holder.

DISCLAIMER

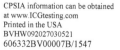